Werner Buchberger
Waldbaden

PIPER

Werner Buchberger ist seit über 35 Jahren Förster in den Wäldern des Innviertels, einem der größten zusammenhängenden Waldgebiete Mitteleuropas. Sein Interesse für alternativen Heilmethoden verbindet er mit einem besonderen Bezug zu Bäumen und verrät, wie man die „Seele des Waldes" für das eigene Wohlbefinden nutzen kann.

Mehr über unsere Autoren und Bücher:
www.piper.de

FSC
www.fsc.org
MIX
Papier aus verantwortungsvollen Quellen
FSC® C014889

Ungekürzte Taschenbuchausgabe
ISBN 978-3-492-31268-4
April 2018

Umschlaggestaltung: Birgit Kohlhaas nach einem Entwurf von freya_art, Hedwig Imlinger
Umschlagmotiv: Shutterstock
Abbildungen: Shutterstock: S. 8 © Piotr Krzeslak, S. 21 © oksana 2010, S. 28 © bamamaba, S. 39 © Piotr Krzeslak, S. 57 © Flegere, S. 70 © Petar Paunchev, S. 74 © Olga Labusova, S. 86f © masik0553, S. 92 © Sebastian Duda, S. 98 © mimohe, S. 104 © Maxal Tamor, S. 106 © rsool, S. 108 © meanmachine77, S. 122 © Diana Taliun, S. 126 © Antonsov85, S. 128 © hotgor61, S. 148f. © everst, S. 151 © masik0553, S. 154 © dugdax, S. 156 © Nature energy
Satz: freya_art, Hedwig Imlinger
Gesetzt aus der Caecilia
Druck und Bindung: Friedrich Pustet GmbH & Ko. KG, Regensburg
Printed in Germany

Werner Buchberger

WALD BADEN

KRAFT UND ENERGIE DURCH BÄUME

Mit vielen farbigen Abbildungen

PIPER

INHALT

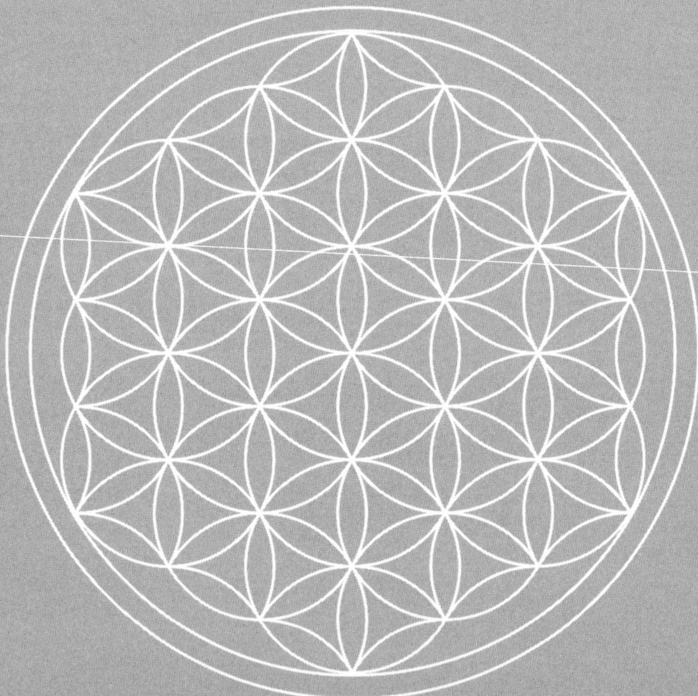

WALDBADEN

Der Begriff **Waldbaden** beschreibt genau jenes Eintauchen in die heilende Welt des Waldes, die uns Menschen seit Jahrtausenden als Kraft- und Energiequelle dient.
Oftmals unbewusst suchen wir diesen Ort auf, um uns von den täglichen Herausforderungen zu erholen. Wir fühlen uns wie frisch gebadet durch die Vielfalt an heilsamen Informationen der Pflanzen und Bäume. Dieses Bad kann als eine energetisch reinigende Wirkung auf unseren feinstofflichen Körper beschrieben werden.

Bade daher mit mir gemeinsam in der wunderbaren Welt des Ökosystems Wald und seiner Naturwesen. Finde zurück zu deinen eigenen Wurzeln und lerne wieder fühlen, staunen und loslassen durch verschiedene Übungen, die in diesem Buch auf dich warten. Deine drei engsten Begleiter, Körper, Geist und Seele, werden sich wohlfühlen und sich in Form von Gesundheit und Wohlbefinden bedanken.

Viel Freude beim Baden wünscht dir dein Werner Buchberger!

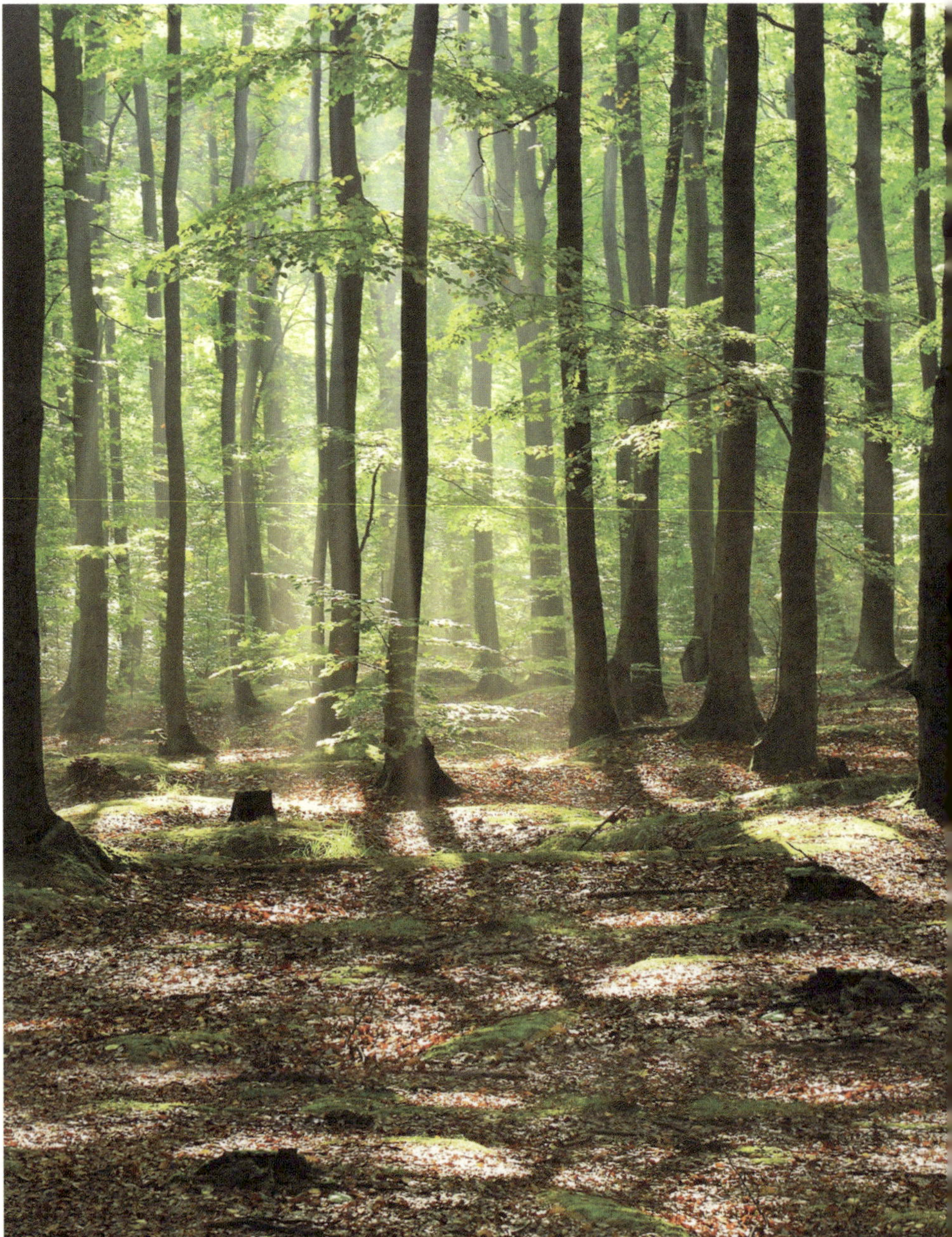

EINLEITUNG

-

In meinem Buch versuche ich nicht wissenschaftlich zu erklären, was ohnehin nicht wirklich erklärbar ist. Ein jahrzehntelanger Lernprozess steht hinter diesen Ausführungen. Man könnte auch sagen, 30 Jahre Kopfarbeit und dann eine Erfahrung mitten ins Herz, hinein ins Fühlen und Staunen. Willkommen in der Welt der Wunder! Lieber Kopf, wir schicken dich jetzt auf Urlaub!

IM GRUNDE GEHT ES UM URALTES WISSEN, DARUM, DASS DER WALD, DIE NATUR UNSERE GRÖSSTEN HEILER UND LEHRER SIND.

Das **größte Therapiezentrum für Körper, Geist und Seele** steht vor unserer Türe und arbeitet ohne Krankenschein oder e-card für uns. Der Schlüssel oder die Anleitung dazu ist einfach und nur insofern auch kompliziert, als wir dazu unser Denken und unseren Verstand ausschalten müssen.

Ich möchte in aller Kürze meinen Weg zu diesen Erkenntnissen – oder besser gesagt – den Weg zur Entdeckung der Kommunikation zwischen den Bäumen und unserem Körpersystem erzählen.
Als Förster der alten Schule, aufgewachsen mit den Wirtschaftsdogmen von Fichtenmonokultur und Gewinnmaximierung, konservativem Gedankengut etc., betrat ich vor circa 35 Jahren meinen Arbeitsplatz Wald. Im Hintergrund hatte ich jedoch von Anfang an das Gefühl, hier fehl am Platz zu sein.
Kahlschläge, Mechanisierung und Rationalisierung hatten immer die Oberhand gegenüber meines Erachtens anzustrebenden Begriffen wie

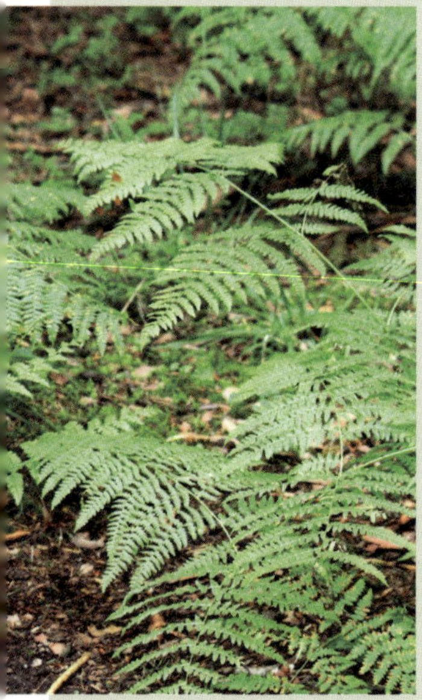

Wohlfahrtsfunktion, Nachhaltigkeit und funktionierendes Ökosystem. Ich war also Teil eines Systems, das glaubt, die einzige Wahrheit zu kennen.

MITTLERWEILE IST MIR KLAR, WER ES BESSER WEISS: NÄMLICH „MUTTER NATUR"!

1990 wurden wir von ihr zum ersten Mal so richtig belehrt. Die Stürme mit ihren katastrophalen Folgen und die anschließenden Borkenkäferkalamitäten stellten sämtliche Wirtschaftsprognosen in Frage.

Der Gedanke: „Haben wir in den letzten Jahrzehnten etwas falsch gemacht?", stellte sich bei mir ein. „Welche Wälder wären von Natur aus bei uns heimisch?" und „Was will uns Mutter Natur damit zeigen?" Schlagworte wie Klimawandel, stabile, naturnahe Wälder wurden in unserer Gesellschaft erst später relevant. Dieser Prozess des Umdenkens dauerte bei mir etwa zehn Jahre. Noch keine Idee davon, dass der Wald mehr als Rohstofflieferant, Luftreiniger und Heimat vieler Tiere sein könnte.
Und plötzlich entdeckte ich, dass es außer diesen feststofflichen Dingen eine Welt gibt, die fern aller wissenschaftlichen Erklärungen feinstofflichen, geistigen Charakter hat und sehr heilsam für uns Menschen sein kann.

Ich begann durch verschiedene Lehrer, Heiler und Schamanen Dinge zu lernen und zu begreifen, die mir bisher fremd gewesen waren. Eine dieser Erkenntnisse war, dass unser Körper, unsere Umgebung und unsere Natur erst durch das Zusammenwirken verschiedenster feinstofflicher Systeme und Wesenheiten funktioniert, die unserem Auge und unserem Verstand verborgen bleiben.
Ich begann durch meinen Zugang des Fühlens, der sogenannten „Hellfühligkeit", diese Welt zu erkunden und wahrzunehmen. Ich lernte zu erkennen, dass nicht alles, was feinstofflich ist, es gut mit mir meint.
Schließlich wurde es für mich durch verschiedene energetische Heilmethoden und die Verbindung zur geistigen Welt, die ich kennenlernte, immer mehr zur Gewissheit, dass Heilung meist anders funktioniert, als wir üblicherweise meinen.
Vor allem aber auch, dass die Kommunikation zwischen unserem Körper und unserer unmittelbaren Umgebung im feinstofflichen Bereich sehr wichtig ist.

Es waren alles Erfahrungen mit Mutter Natur, abseits der Wissenschaft und der Schulweisheit. So machte ich mich auf, begann im Wald zu meditieren und mich mit Bäumen zu verbinden, um das Wissen und die Botschaften, die ich dadurch erlangte, schlussendlich zu Papier zu bringen.

Wohlgemerkt, es sind meine eigenen, vielleicht etwas schrägen Erfahrungen, die keinen Anspruch auf wissenschaftliche Bestätigung haben. Sie entstanden aus reinem Herzen, langer Erfahrung und der Intuition zur Heilung von Körper, Geist und Seele.

FAKTEN ZUR EXISTENZ
EINER FEINSTOFFLICHEN WELT

-

Bevor ich mich mit der feinstofflichen Ebene, der Ebene jenseits des physisch Wahrnehmbaren, näher befasse, möchte ich denjenigen, die diesen Themen Skepsis entgegenbringen, ein paar Fakten aufzeigen.

ES GIBT MITTLERWEILE EINIGE WISSENSCHAFTLICHE ARBEITEN UND MESSUNGEN, DIE EINDEUTIG BEWEISEN, DASS BÄUME IN DER LAGE SIND, UNTEREINANDER ZU KOMMUNIZIEREN BZW. SICH DEM ÖKOSYSTEM WALD ALS GANZEM MITZUTEILEN.

Sie sind mit ihrem Wurzelsystem und Pilzgeflechten über den Boden miteinander verbunden. Ebenso kommunizieren sie über das sogenannte „morphische Feld". Darunter ist jenes Informationsfeld zu verstehen, in dem alle Informationen und Erfahrungen gespeichert sind und an dem jedes Wesen, das in ein- und dieselbe Kategorie fällt, Anteil hat. Mit Rupert Sheldrakes Untersuchungen ist dieses morphische Feld wissenschaftlich erklärbarer geworden.

Wenn Schädlinge einen Baum befallen (z. B. Borkenkäfer), so reagieren die Bäume in der Umgebung ebenfalls mit elektrisch messbar erhöhten Stresswerten. Weiters ist ein erhöhter Harzfluss, welcher normalerweise als Abwehr gegenüber dem Borkenkäfer am befallenen Stamm einer Fichte zu beobachten ist, auch in der unmittelbaren Umgebung dieses befallenen Baumes festzustellen.
Andere Baumarten, selbst gar nicht befallen, reagieren mit erhöhter Produktion von Abwehrstoffen, die für die jeweiligen Schädlinge schlecht verträglich sind.

Wird ein Baum mittels Motorsäge gefällt, kann man auch in diesem Fall bis in circa 50 m Entfernung erhöhte Stresswerte durch elektrische Messungen an der Rinde der stehenden Bäume messen. Sie kommunizieren also bei Gefahr untereinander.

Was macht unseren Wald eigentlich so wertvoll für unsere Gesundheit und unser Wohlbefinden? Dass die Bäume die Luft reinigen und Sauerstoff produzieren, wissen wir. Weniger bekannt ist jedoch, dass der Wald unsere Umgebung vor allem auch energetisch reinigt.

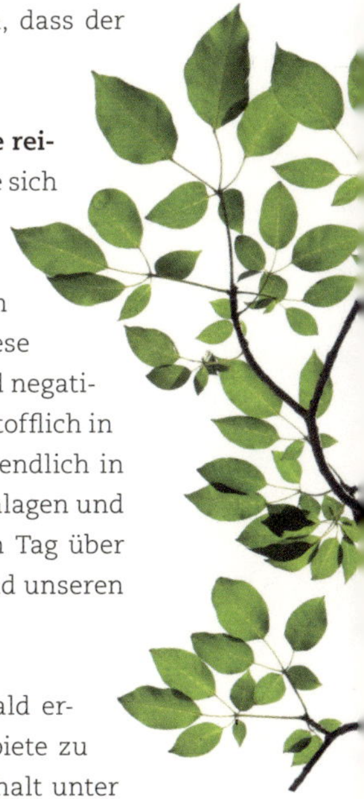

Es ist nicht nur der frische Sauerstoff, sondern vor allem die reine Energie, die wir im Wald als angenehm spüren. Man stelle sich ganz einfach vor, man geht mit geputzten Schuhen durch Schmutz und Dreck. Diese Verunreinigungen bleiben klarerweise an unseren Schuhen haften. So ähnlich verhält es sich auch mit unserer feinstofflichen Umgebung, unserer Aura. Diese ist vom täglichen Stress, negativen Gedanken, Wut, Streit und negativen Emotionen verunreinigt. Diese Energien setzen sich feinstofflich in unserer Umwelt, unseren Häusern, Arbeitsplätzen und letztendlich in unserer Aura fest. Dadurch fühlen wir uns müde, niedergeschlagen und unwohl. Dies letztlich deshalb, weil wir einfach den ganzen Tag über in dieser energetisch verschmutzten Umgebung verbracht und unseren Energiekörper damit belastet haben.

So weit so gut. Was aber können wir dahingehend vom Wald erwarten? Er schafft es, diese energetisch verschmutzten Gebiete zu reinigen. Somit kann sich jeder Mensch durch einen Aufenthalt unter und zwischen den Bäumen von seinen negativen Alltagsbelastungen befreien, seine persönliche Reinigung des feinstofflichen Körpers auf einfachste Art und Weise selbst durchführen.
Wie jedoch kann man sich diesen mystisch wirkenden Vorgang vorstellen? Dazu sind einige Vorinformationen notwendig.

DIE WELT DER INNEREN FEINSTOFFLICHEN WAHRNEHMUNG

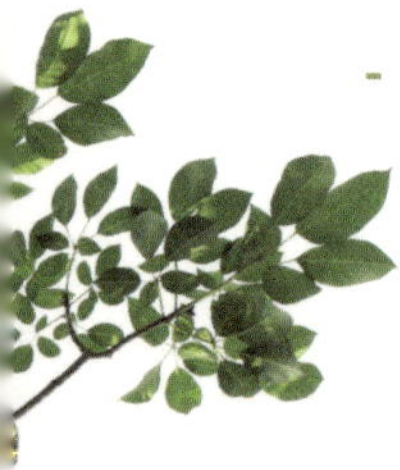

EINE DER WICHTIGSTEN HILFEN, MIT BÄUMEN HEILSAM ZU ARBEITEN, IST DIE INNERE WAHRNEHMUNG.

Es ist schwierig, etwas zu beschreiben, das man nicht wissenschaftlich erklären kann, da der Verstand hier nicht wirklich hilfreich ist. Im Gegenteil, er hindert dich sogar ständig daran.

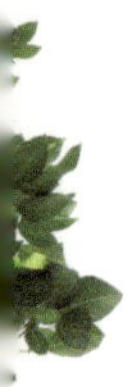

Die sogenannte globale Information des Wissens, erklärbar als vorherrschende Meinung eines Volkes, Staates, einer Religion oder der Wissenschaft, besagt, dass es nicht erklärbare Dinge nicht geben kann. Die Angst der Einzelnen, als Spinner außerhalb der Gesellschaft zu stehen, spielt ebenfalls eine nicht zu unterschätzende Rolle, dass nur wissenschaftlich Erklärbares als Wahrheit akzeptiert wird.

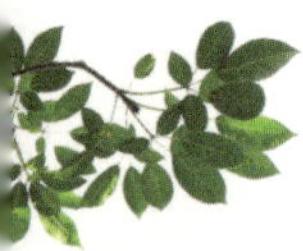

Wir steigen also aus dieser globalen Angst und Information aus und sagen uns: **„Alles ist möglich, wenn wir daran glauben."**

Wir bitten dann um Hilfe und Unterstützung zu unserem Wohle und zum Wohle aller Beteiligten.

Die Welt des Fühlens und der inneren Wahrnehmung hat auch sehr viel mit Erfahrung zu tun. Jedes Erleben auf dieser Ebene bringt uns einen Schritt weiter und hebt unser Vertrauen in unsere Intuition.

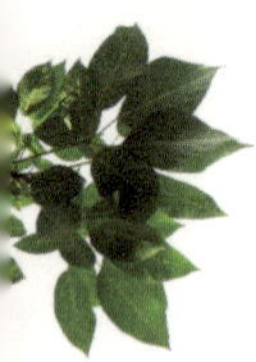

Wenn wir viele derartige Erfahrungen gemacht haben, wandelt sich diese Intuition über das Vertrauen allmählich zur Sicherheit, dass die Dinge, wenn auch wissenschaftlich nicht erklärbar, tatsächlich so funktionieren.

DINGE, DIE DER RATIONALE VERSTAND NICHT ERKLÄREN KANN, WERDEN SOMIT DURCH DIE ERFAHRUNG FÜR DICH TEIL DEINER REALITÄT UND SOMIT TEIL DEINES REALEN LEBENS.

Diese Wahrnehmungen und Erfahrungen auf feinstofflicher Ebene sind jedoch nicht immer nur positiver Natur. Sie mahnen uns unter anderem auch zu Demut und Achtsamkeit, damit wir nicht in die Falle der Überheblichkeit steigen und uns dadurch Schaden zufügen.

Eine relativ einfache Regel, dir eine feinstoffliche Wahrnehmung zu erschließen, ist folgende:
Frage dich bzw. spüre in dich hinein, ob dir dein jeweiliges Vorhaben guttut. Die Antwort kommt in Form eines positiven oder negativen Gefühls, das einem Ja oder Nein gleichkommt.

Ich möchte durch das Aufzeigen von Beispielen, die ich selbst erlebt habe, erzählen, wie ich durch meine eigenen Erfahrungen immer wieder überrascht wurde und dadurch schrittweise gelernt habe, meiner nicht rationalen Wahrnehmung zu vertrauen.

WIR GLAUBEN VOR ALLEM DAS, WAS WIR SELBST ERLEBT HABEN!

Das beste Rezept, seine innere Wahrnehmung zu trainieren, ist die Kunst, die innere Stille zu hören, zu fühlen und wahrzunehmen. Für viele ist das die schwierigste Übung überhaupt. Denn hier gilt es, unser Ego und unser unaufhörliches Gedankenkino abzuschalten. Eine weitere Schwierigkeit ist wahrzunehmen, ohne zu beurteilen.
In dem Moment, in dem ich beurteile, gehe ich in Resonanz mit dem Thema, das ich wahrgenommen habe. Wahrnehmung und Information sind somit nicht mehr rein, objektiv, sondern manipuliert, da mein Ego mitspielt.
Nur unverfälschte Wahrnehmungen sind hier notwendig. Nur das, was ist, aufzunehmen ist der Knackpunkt aller Wahrnehmungen.

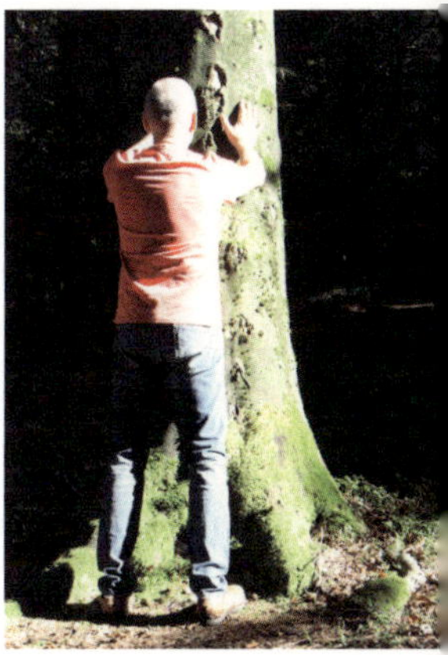

Dein Ego wird am Anfang versuchen, es zu verhindern. Daher ist es bei allen Übungen in diesem Buch besonders wichtig, sich über den Atem in der inneren Wahrnehmung zu bewegen. Denn die **Konzentration auf den Atem erleichtert das „Nichtdenken“** und hilft dir somit, dein Kopfkino auszuschalten.

DAHER: „ATME, FÜHLE, NIMM WAHR!“

Kommen trotzdem Gedanken, lass sie vorbeiziehen.

Wenn du regelmäßig derartige Übungen im Wald machst, wirst du staunen, welche verschiedenen Wahrnehmungen sich dir im Lauf der Zeit erschließen, egal ob mit geschlossenen Augen, durch Hören, Fühlen oder Sehen. Du kannst auch deinen Tastsinn benutzen.
Wie gesagt, das Wahrgenommene sollte nicht beurteilt, sondern nur gefühlt werden.
Beobachte auch, was es mit dir macht!

Diese Wahrnehmungen werden mit der Zeit immer stärker und konkreter werden. Sie helfen dir, selbst zum Baum oder einem Teil des Waldes zu werden und die Informationen, die du brauchst, durch die Kommunikation mit deinem unmittelbaren pflanzlichen Gegenüber zu erhalten.

Fühlen und eins werden sowie beobachten, was kommt – darum geht es in der folgenden Meditation, die dir helfen soll, dich bei diesen Wahrnehmungen zu unterstützen. Gleichzeitig sollte sie dir deinen inneren Baum aufzeigen, der dir möglicherweise einiges zu sagen hat.

Wenn du diesen Zugang gefunden hast, werden die meisten der Übungen in diesem Buch einfacher und leichter.

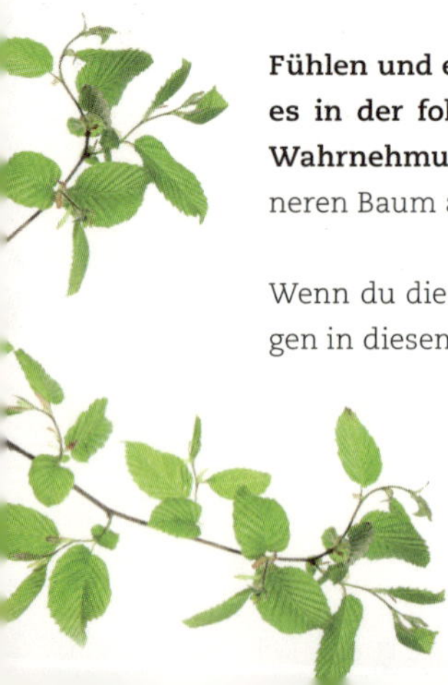

MEDITATION

DER BAUM MEINER INNEREN WAHRNEHMUNG

-

Suche dir einen ruhigen Platz im Wald oder bei dir im Garten, einen Ort der Ruhe und Entspannung.

Beginne dich in Gedanken mit Mutter Erde zu verwurzeln und atme dabei tief und regelmäßig. Atme bewusst und lass all das Schwere, all deine Gedanken los. Übergib sie Mutter Erde! Atme und beginne, deinem Atem in dein Inneres **zu folgen.** Spüre den Raum in dir. Es gibt nichts mehr zu tun, nur zu sein! Atme und fühle deine Präsenz.

Stell dir nun vor, du bist auf einer schönen, hellen Waldlichtung, einem Platz der Ruhe. Bitte deine geistige Führung, dir jenen Zugang zu zeigen, der dich in die Welt führt, in der du deinem inneren Baum begegnen kannst. Vielleicht ist es eine Höhle im Wald, ein Erdloch, eine Stelle in einem Baum oder ein sonstiges Portal, über das du in diese Welt eintreten kannst.

Nimm einen tiefen Atemzug, sieh dich um und geh einfach durch. Nimm nun wahr, was ist.

Bitte und rufe den Geist deines inneren Baumes. Es ist jener Baum, der dir Gesundheit schenkt. Er möchte geachtet und gepflegt werden. Er ist auch dein Spiegel. Bitte aus ganzem Herzen, dem Geist deines inneren Baumes begegnen zu dürfen. Bitte ihn, dass er sich dir zeigt.

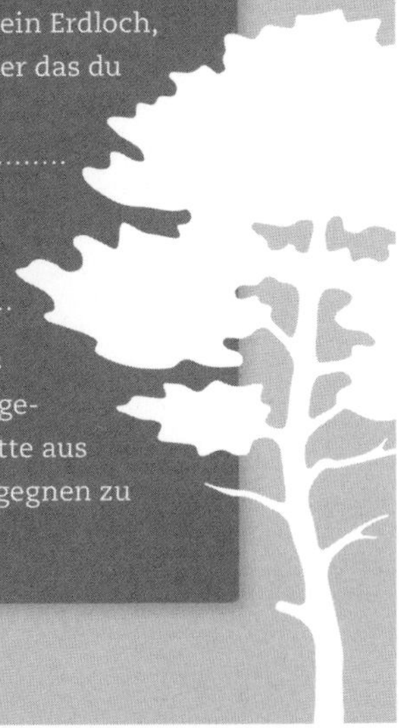

Lass dich von ihm führen. Nimm wahr, was kommt, und begrüße den Geist deines Baumes. Nimm ihn an. Nimm ihn wahr.

Folge ihm und achte, ob du ein Bild oder eine Information bekommst, die dir deinen Baum zeigt. Es kann ein völlig unbekannter Baum sein. Lass die Bilder zu und beobachte ihn. Begrüße ihn. Bitte ihn, dir etwas über sich zu erzählen. Beobachte seine Wurzeln. Sind sie stark? Sind sie tief in Mutter Erde verwurzelt? Hat er viele abgestorbene Wurzeln? Nagt vielleicht ein Tier an seinen Wurzeln? Oder bildet er gerade frische neue Wurzeln? Vielleicht ist dort ein Boden, auf dem er gar nicht wachsen kann.

Folge deiner Aufmerksamkeit nach oben und beobachte den Stamm. Ist es ein kräftiger Stamm oder ein kleines Bäumchen, das kaum Luft zum Atmen und wenig Licht hat? Hat der Baum viele Verletzungen oder ist er stark wie eine gesunde Eiche? Beobachte die Krone des Baumes. Ist sie ausgebreitet und vital? Wie sind seine Blätter oder Nadeln? Sind sie saftig grün oder kahl und ohne Farbe?

Frag den Baum, wie es ihm geht. Was kann er dir erzählen? Was tut ihm gut? Was wünscht er sich am meisten? Wie kannst du ihm am besten helfen? Nimm wahr, was er braucht, um wieder stabil, gesund und vital zu sein! Vielleicht zeigt dir der Baum auch seine Gefühle und lässt dich an seiner emotionalen Welt teilhaben.

Fühle dich hinein.
Vielleicht braucht er einfach etwas Liebe und Aufmerksamkeit. Schenk sie ihm, wenn er das möchte.
Öffne dein Herz, lass die Liebe zu dem Baum fließen.

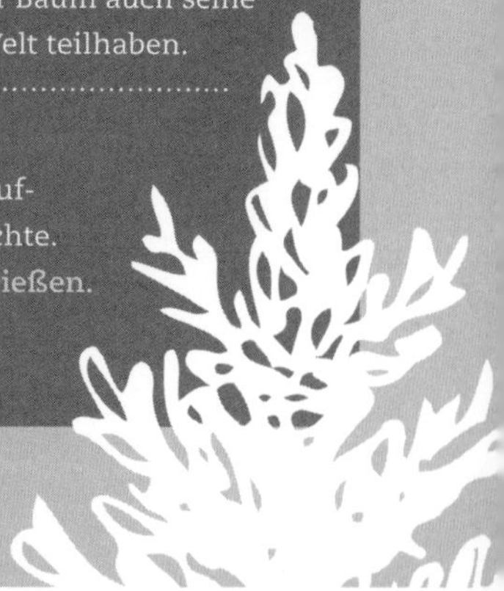

Öffne nun dein Herz und bitte den Baum, dass du dich mit ihm verbinden darfst. Geh tiefer und tiefer. Werde zu diesem Baum, werdet eins. Fühle nun, was der Baum mit dir gemeinsam hat. Gibt es die gleichen Probleme im Bereich eurer Wurzeln, eures Stammes, eurer Krone, eurer Blätter?

Was unterscheidet euch? Was könnt ihr einander geben, um heil zu werden? Vielleicht hilft dir der Baum, deine Wurzeln zu finden oder zu festigen. Versuche die Verbindung zur Mutter Erde zu vertiefen und deiner Krone mehr Raum zu geben. Bitte um die heilenden Essenzen des Baumes, die dir im Augenblick helfen können.

Frage den Baum, was dir wirklich am Herzen liegt. Spüre die Antwort in dir. Du bist durch deinen inneren Baum nun mit allem, was ist, verbunden. Es ist jene Seelenebene, die dir die feinstofflichen Informationen zeigt. Nimm an, was dir der Baum geben und sagen kann. Beobachte, was dir noch fehlt.

Beobachte und frage ihn nochmals, was du für ihn tun kannst. Hilf ihm dabei, heil zu werden. Bitte deine geistige Führung und den Geist des Baumes um Hilfe für dich und deinen inneren Baum. Spüre die hilfreichen Energien und nimm sie dankbar an. Gib sie weiter, wenn dein Baum sie benötigt.

Spüre, wie deine Wurzeln wachsen. Freue dich, wenn die Wunden an deiner Rinde geheilt werden und dein Stamm stärker und kräftiger wird. Genieße es, wenn deine Krone mehr und mehr Raum und Licht bekommt. Freue dich, wenn deine Blätter sprießen und Vitalität und Lebenskraft durch dich hindurchströmen. Nimm auch die positiven Eigenschaften des Baumes auf, wie Geduld, Stabilität, Gelassenheit und all das, was dir dein Baum geben kann.

Fühle dich nochmals in dich und den Baum hinein, ob es noch etwas gibt, das euch fehlt oder das sich nicht gut anfühlt. Nimm dir Zeit, die du mit deinem Baum verbringen kannst. Lass deine Herzensenergie heilend durch den Baum fließen. Wenn du das Gefühl hast, dass ihr heute genug füreinander getan habt, dann verabschiede dich liebevoll, voller Freude und bedanke dich bei deinem Baum und dem Geist des Baumes für die heilende Begegnung. Spüre nochmals die Energie und nimm sie auf.

Kehre nun langsam wieder in deine Welt zurück, auf deinen Platz im Wald, wo du in diese Welt eingestiegen bist. Nimm ein paar kräftige Atemzüge, bewege dich langsam wieder und öffne deine Augen. Komm wieder ins Hier und Jetzt zurück.

Du kannst die Eindrücke und Informationen anschließend niederschreiben, wenn sie für dich wichtig und hilfreich waren. Vielleicht hat dir der Baum aufgezeigt, was dir fehlt.
Du kannst die Einstiegsstelle in die andere Realität auch in Zukunft nutzen, wenn du deinen Baum wieder besuchen möchtest. Jede neue Begegnung bringt dir neue Erkenntnisse. Besonders wenn du dich bei den verschiedenen Arbeiten mit Bäumen verbinden möchtest, ist es hilfreich, über dein Herz mit diesem Baum eins zu werden.
Meiner Erfahrung nach funktioniert diese Vorgangsweise besonders gut, wenn man Fragen hat, die man den Baum über sich und sein Leben stellen möchte.
Lass die Antworten einfach zu! **Versuche jedoch immer, die richtigen Fragen zu stellen.** Dann bekommst du auch die richtige Antwort.

DIE FRAGEN SOLLTEN KONKRET, DIREKT UND GEZIELT SEIN!

DER BAUM
EIN INDIVIDUELLES WESEN

-

Obwohl wir durchaus schon den „Wald als Gesamtheit" angesprochen haben, sollten wir Bäume nicht einfach nur als Teile des Waldes sehen.

BÄUME HABEN EIN INDIVIDUELLES BEWUSSTSEIN.

Der Baum kommuniziert zum Teil über seine Wurzeln, über Pilzgeflechte auf der grobstofflichen, der physisch wahrnehmbaren Ebene mit seinen Artgenossen. Doch damit nicht genug. Die für uns so fruchtbare Kommunikation mit dem Menschen liegt auf einer anderen Ebene. Ich persönlich empfinde sie als eine Art Schwingung, die von jedem Baum ausgeht, der mit meinem feinstofflichen Körper kommuniziert.

Des Öfteren machte ich die Erfahrung, dass nicht alle Bäume jederzeit bereit sind, mit uns Menschen in Beziehung zu treten.

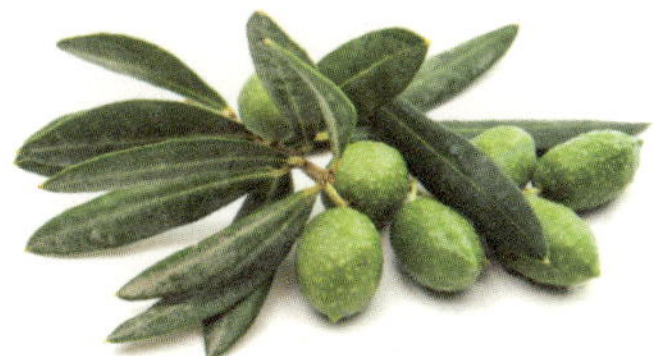

So wollte etwa eine Bekannte in einem Olivenhain auf Mallorca heiraten. Wir suchten einen geeigneten Platz für die Zeremonie. Die Braut, die selbst sensibel und offen für die feinstoffliche Welt ist, bat mich um Hilfe, da sie von meinem speziellen Zugang zu Bäumen wusste.
Wir bereiteten den Platz vor und baten die Energien, Wesenheiten sowie die Pflanzen und Bäume des Ortes um Unterstützung und Erlaubnis, diese Zeremonie durchführen zu dürfen.
Plötzlich hatten wir beide das Gefühl, ein bestimmter Olivenbaum wollte das nicht.

Unsere Körpersysteme bekamen von diesem einen Baum über die feinstoffliche Ebene immer ein eindeutiges „Nein“. Alle anderen Bäume waren dafür oder besser gesagt, deren Information war positiv. Wir waren kurz ratlos. Bis wir die Eingebung bekamen: Dieser Baum will speziell gefragt werden. Ich weiß, es klingt schräg und seltsam, aber es war tatsächlich so.
Wir baten nun auch diesen einen Baum, die Zeremonie wohlwollend zu unterstützen, und schenkten ihm damit die für ihn anscheinend notwendige Wertschätzung.
In diesem Moment drehte sich die Energie des Ortes und der Widerstand löste sich in eine wohlwollende, einladende Energie auf.
Somit stand dem Vorhaben nichts mehr im Wege. Es wurde eine wunderschöne Zeremonie, umrahmt von Baumwesen unter freiem Himmel.

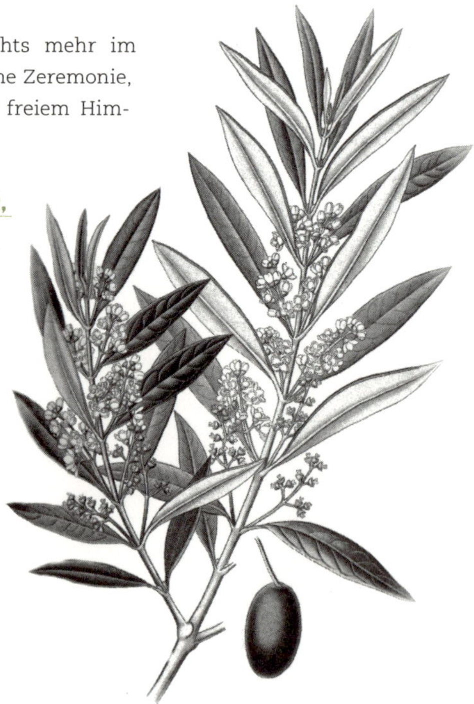

DIE ERFAHRUNG DARAUS WAR, DASS BAUMWESEN EINZELNE INDIVIDUEN SIND UND ALS SOLCHE BEHANDELT WERDEN WOLLEN.

Diese Beobachtung sollte ich später noch öfters machen. Daher ist als Verhaltensregel im Umgang mit Bäumen so wie mit anderen Menschen und Lebewesen zu empfehlen: **„Liebevoll, respektvoll und achtsam“.**

KOMMUNIKATION MIT EINEM BAUM

Doch wie begegnet man einem Baum respektvoll, achtsam und liebevoll und nutzt gleichzeitig die reinigenden und heilenden Energien des Baumes?
Wenn du die Absicht hast, deine Belastungen loszuwerden, suche dir einen geeigneten, ruhigen Platz im Wald oder einen einzelnen Baum, der dich anspricht. Verbinde dich zuerst mit Mutter Erde:

- **Stell dir vor, dass Wurzeln aus deinen Beinen wachsen und du tiefer und tiefer und eingehender mit Mutter Erde in Kontakt kommst. Atme dabei tief ein und aus und fühle den Atem bewusst in deinem gesamten Körper, vom Kopf bis zu den Zehenspitzen.**
  Spüre dich in deiner Ganzheit. Versuche, deine Gedanken, dein „Kopfkino", durch das bewusste Atmen so gut es geht auszuschalten. Atme so lange, bis du das Gefühl hast, dass dein Kopf frei ist.
  Bitte um diese Verbindung mit deinen Engeln, Geistführern und Mutter Erde, begrüße sie mit deinen eigenen Worten. Begrüße auch die anwesenden Pflanzen und Naturwesen.

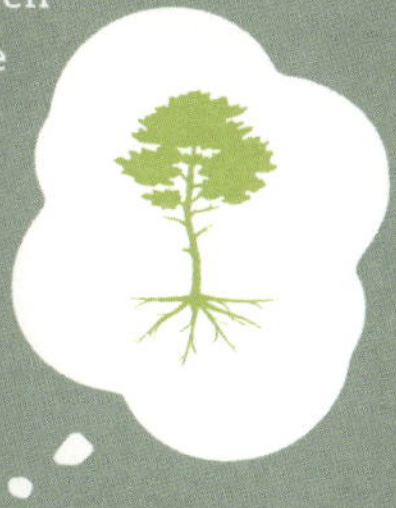

Wenn du das Gefühl der Verbundenheit hast, formuliere in Gedanken oder laut dein Anliegen! Etwa:

- *„Ich bitte um Reinigung und Lösung der mich belastenden Energien und Gedanken aus meinem gesamten Sein."*
- *„Ich bitte, mich mit dem Baum verbinden zu dürfen, der mir jetzt bestmöglich helfen kann."*

Spüre in dich hinein, ob es in deiner Nähe einen Baum gibt, von dem du dich besonders angezogen fühlst. Wie gesagt, nicht alle Bäume haben die gleiche Schwingung und sind im Moment optimal für dein Anliegen geeignet. *Mache dir deine Intuition bewusst!* Spürst du einen leichten Impuls in die Richtung eines Baumes oder ein Baum spricht dich deutlich an, so geh zu ihm hin. Begrüße ihn wie einen Freund. Schließe deine Augen und wiederhole dein Anliegen. Z. B.:

- *„Ich bitte dich um Ausleitung meiner negativen Energien, Emotionen, Gedanken und Anhaftungen."*

WENN DU DICH WEITERHIN VON DIESEM BAUM ANGEZOGEN FÜHLST, SO VERBINDE DICH ÜBER DEINE HÄNDE MIT IHM, INDEM SIE DEN STAMM BERÜHREN.

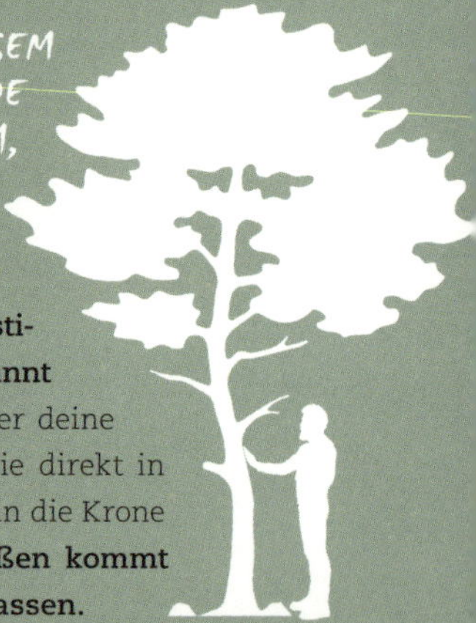

- Spüre wieder in dich hinein. **Wo sitzen deine Verspannungen, Belastungen und sonstigen negativen Empfindungen? Sobald sie erkannt sind, lass sie los.** Leite sie je nach Gefühl über deine Arme, Beine oder deine Chakren aus. Leite sie direkt in Mutter Erde, den Baum oder über deinen Kopf in die Krone des Baumes. **Fühle, wie die Energie ins Fließen kommt und die negativen Anteile deinen Körper verlassen.**

- *„Ich lasse los, ich bin frei von allen negativen Belastungen!"*

Diesen Satz wiederholst du so lange im Herzen und im Geist, bis du fühlst, dass du frei bist von diesen Energien.
Atme während der ganzen Verbindung tief und intensiv. Abschließend bedanke dich bei dem Baum und tritt einen Schritt aus dem Informationsfeld des Baumes heraus.

Spüre in dich hinein, ob alle Belastungen weg sind. Sollten noch einige dieser Energien spürbar sein, so stelle dir die Frage, ob es einen weiteren Baum gibt, der dir helfen kann. Wiederhole den Vorgang mit dem anderen Baum, bis du das Gefühl hast, frei zu sein.
Voraussetzung für jeden Erfolg ist jedoch, dass man diesen energetischen Ballast wirklich loslassen möchte. Man glaubt es nicht, wie sehr wir eigentlich an diesen alten, gewohnten Gedanken und Mustern hängen.

DU BRAUCHST KEIN SCHLECHTES GEWISSEN ZU HABEN, WENN DU DIESE NEGATIVEN ENERGIEN AN DIE BÄUME ABGIBST. BÄUME WERTEN NICHT!

Genauso wie sie CO_2 aufnehmen und in Sauerstoff umwandeln, sind sie auch offen für unsere Energien und wandeln sie mit Hilfe von Mutter Erde und den Pflanzensystemen in gereinigte Energie um.

Ich würde vorschlagen, diese erste Übung eine Zeit lang zu intensivieren, um dann den nächsten Schritt zu setzen.

Bäume sind in der Lage, über sogenannte Botenstoffe mit unseren Körpersystemen und unseren Chakren zu kommunizieren.
Diese heilenden Informationen helfen, unseren Gesundheitszustand wieder in die göttliche Ordnung zu bringen. Diese göttliche Ordnung ist nichts anderes als der Zustand, wenn Körper, Geist und Seele im Einklang sind. Heilung kann also nie von nur einer einzigen Ebene aus betrachtet werden.

CHAKREN

-

CHAKREN LASSEN SICH ALS ENERGIEZENTREN IN- UND AUSSERHALB DES MENSCHLICHEN KÖRPERS, ALSO AUF DER FEINSTOFFLICHEN, NICHT AUF DER ORGANISCHEN EBENE, DEFINIEREN.

Im Allgemeinen sprechen wir von **sieben Hauptchakren**. Besonders im ersten und zweiten Chakra (Wurzel- und Sakralchakra) liegt die Ursache der meisten Krankheiten. Hier besteht auch die Möglichkeit der größten Heilung.

Regelmäßige Erdungsübungen mit dem Ziel, eine Verbindung mit Mutter Erde herzustellen, sind daher bei jeder Heilarbeit, besonders für die beiden oben erwähnten Chakren, sehr wichtig. Denn die größten für uns alle zugänglichen Heilenergien kommen von Mutter Erde und sind Tausende Jahre alt. Die Pflanzen und Bäume unterstützen den jeweiligen Heilvorgang. Den Spruch „Gegen jede Krankheit ist ein Kraut gewachsen“ sollte man verdeutlichen durch:

„Suche dir den Baum oder die Pflanze, die mit deiner Krankheit kommuniziert, und höre, was sie dir sagen will.“

Einige Beispiele:

- **LINDEN** haben meiner Meinung nach nicht nur zufällig herzförmige Blätter. Sie tragen auch heilende Informationen für das **Herz und Herzensangelegenheiten** in sich. Sollten solche Probleme spürbar sein, so wäre es sinnvoll, sich regelmäßig mit Linden zu verbinden oder unter ihnen zu meditieren. Dabei sollte wiederum achtsam und liebevoll vorgegangen werden. Achte auf die intensive, bewusste Atmung.

Wichtig ist hier zumindest gedanklich zu artikulieren:

„Ich bitte um Verbindung und Heilung meiner Probleme … im Herzen."

- Die **KASTANIE** trägt zum Beispiel die Energie von **Harmonisierung** in sich. Bitte um **Gelassenheit und Ausgeglichenheit,** während du dich mit diesem Baum verbindest. Die übertragene heilende innere Ruhe sollte für dich spürbar werden.

- Ein bekanntes Beispiel ist ein bereits wissenschaftlich erforschter Einfluss der Zirbenenergie auf unsere Herzfrequenz. Sie **senkt unseren Pulsschlag und lässt uns zur Ruhe kommen**. Daher ist **ZIRBENHOLZ** auch ideal für Schlafzimmer geeignet.
  Dies bedeutet gleichzeitig, dass die Informationen nicht nur im lebenden Baum, sondern auch in den verschiedenen Pflanzenteilen und im Holz sind.

- Die **beruhigende Wirkung** können wir auch in etwas abgeschwächter Form bei der **FICHTE** spüren.

- Die **EICHE** wiederum ist schon seit der Mythologie Sinnbild für **Kraft und Stärke.** Dieser Baum und sein Holz übertragen derartige Energien auf uns Menschen. Es ist daher nicht jedes Holz für jeden Wohnraum geeignet.

Aus diesen Beispielen ist ersichtlich, dass Bäume und Pflanzen mehr sind als schöne Lebewesen, an denen wir uns erfreuen können. Wir dürfen auch ihr heilendes Potenzial nutzen!

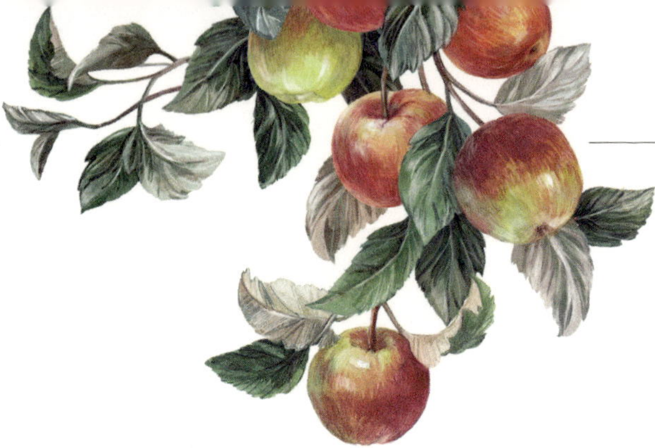

Je mehr man in diese feinstoffliche Welt eintaucht, je intensiver die Verbindung zu den Wesen der Pflanzen und Bäume wird, desto größer ist ihre Heilkraft, die man spüren und nutzen kann.

Für das ganze System Wald bedeuten obige Erkenntnisse, dass unzählige heilende Informationen von Bäumen, Blumen, Pilzen, Gräsern, Blüten und Wurzeln als Botenstoffe von Mutter Natur an uns ausgesendet werden. Kein künstliches Heilmittel vermag eine derartige Wirkung zu entfalten.

Ein Vergleich mit künstlichem Vitamin C zur Verdeutlichung. Es hat bekanntlich alleine nie die Wirkung, wie wenn man es natürlich in Form eines Apfels zu sich nehmen würde. Erst das Zusammenspiel von Vitaminen, Mineralstoffen und sonstigen Vitalstoffen macht den Apfel zu einem Lebensmittel, das der Mensch nicht in der Lage ist künstlich nachzubauen.

Wie im Kleinen so im Großen. So ähnlich wirken sich auch große, natürliche Systeme wie der Wald auf unseren Organismus aus.

Doch erst langsam registrieren wir die Vielfalt der heilenden Informationen, die in ihrer Gesamtheit eine großartige Wirkung auf uns Menschen haben.

HINTER DIESEN PFLANZEN MIT ALL IHREN INFORMATIONEN LASSEN SICH FEINSTOFFLICHE WESEN, SOGENANNTE NATURWESEN, ERKENNEN, DIE EBENFALLS TEIL DIESES SYSTEMS SIND.

NATURWESEN

Vor einigen Jahren, als ich selbst noch wenig Ahnung von der Existenz der Naturwesen hatte, bekamen wir Besuch.
Ich muss dazu erklären, dass sich unser Haus am Waldrand in einer sehr ruhigen Lage befindet. Wir haben auch ein Gästezimmer, welches eigentlich für menschliche Besucher gedacht ist.
Eines Tages betrat ich diesen Raum und hatte sofort das Gefühl, hier ist jemand anwesend. Dieser Jemand hatte eine enorm starke Energie. Sie war so stark, dass sie selbst Menschen, die nicht an derart Übersinnliches glauben, fühlen konnten. Ein Freund, der uns zufällig an diesem Tag besuchte, wurde zur Testperson. Er ist skeptisch, was solche Dinge angeht. Als er den Raum betrat, spürte er, wie sich alle Haare am Körper aufstellten. „Was ist denn hier los?“, fragte er und verließ fluchtartig den Raum. Im Gegensatz zu mir, der ich derartige Energien wahrnehmen kann, ist er ein Kopfmensch, der geistig nicht Erklärbares normalerweise ablehnt, weil er keine Antennen dafür hat. In diesem Fall war es anders.

DIE ENERGIE, DIE WIR IN DIESEM RAUM WAHRNAHMEN, WAR STARK UND PRÄSENT.

Einige Tage später bekamen wir Besuch aus München. Das befreundete Ehepaar übernachtete in dem besagten Raum. Mitten in der Nacht hörten wir einen Schrei. Die Frau hatte ihren Mann geweckt und erzählte uns, dass auf einmal ein Wesen mitten im Raum gestanden war. Sie schrie es an, es solle sofort verschwinden. Das Wesen verschwand auch für einige Zeit.

Wir standen am nächsten Tag etwas ratlos da. Ich konnte dieses Wesen weder verstehen noch erahnen, was es wollte.

Da ich einige Schamanen in meinem Bekanntenkreis habe, versuchten wir gemeinsam, eine Verbindung zu diesem Wesen aufzubauen. Wir wollten wissen, was der Grund für sein Erscheinen war.
Als die Energie wieder spürbar war, betraten drei Schamaninnen den Raum, um mit ihr zu kommunizieren.
Der Versuch gelang. **Bald stellte sich heraus, dass es sich hier um ein Naturwesen handelte, das mit mir eine Verbindung aufbauen wollte.**
Ich konnte zwar zu diesem Zeitpunkt die Energie wahrnehmen, die direkte Information jedoch noch nicht verstehen. Mir wurde aber über die Frauen vermittelt, ob ich in Zukunft bereit wäre, eine Art Mittler zwischen den Pflanzenwelten und den Menschen zu sein.
Im ersten Moment war ich überfordert, da ich keine Ahnung hatte, wie das gehen sollte. Jedoch stimmte ich zu, ohne zu wissen, was noch alles auf mich zukommen würde.

Es war mir auch ein Anliegen, dass wieder Ruhe in unser Haus einkehren sollte. Ich bat daher das Naturwesen aus der Mittelwelt, es möge wieder weiterwandern, damit ich in Ruhe über alles nachdenken könnte. Wir hielten ein kleines Ritual zu Ehren dieses Naturwesens ab, indem wir ein Abschiedsgeschenk als Zeichen der Wertschätzung überreichten. Danach kehrte wieder Ruhe in unser Haus ein.
Dies war meine erste Begegnung der etwas anderen Art, die zugleich mit einem Auftrag verbunden war.

Glücklicherweise war ich nicht allein, sonst könnte man glauben, ich hätte die falschen Pilze gegessen.

DEMUT UND ACHTSAMKEIT
WOLLEN ERLERNT SEIN

-

Da stand ich nun und wusste nicht so recht, was ich mit dem Auftrag anfangen sollte. Bald darauf ging ich wieder in den Wald mit der Absicht, ein solches Naturwesen zu „sehen" und diesmal mit ihm zu sprechen. Ich verwurzelte mich, bat meine Engel und Schutzgeister um Hilfe und darum, diese Wesen endlich sehen zu dürfen. Doch es kam anders, als ich es mir erwartet hatte.

Nachdem ich mich mit der Erde verbunden hatte, stellte sich der Fokus meiner Augen auf einmal scharf. Ich sehe normalerweise nicht besonders gut ohne Brille.
Nun sah ich plötzlich die Keimlinge der kleinen einjährigen Bäume, die Gräser und Blumen rund um mich gestochen scharf, wie durch ein Vergrößerungsglas. Der Fokus war eindeutig auf die kleinen, mich umgebenden Pflanzen und Dinge gerichtet, vollkommen klar und mit unglaublicher Präsenz nahm ich sie wahr. Gleichzeitig bekam ich die Information:

„NIMM ZUERST DAS, WAS DICH UMGIBT, WAHR, BEVOR DU DEN NÄCHSTEN SCHRITT GEHST!"

Mir wurde sofort klar, dass dies heißen sollte, dass die Fülle von Leben im Kleinen genauso meiner Wertschätzung und Aufmerksamkeit bedarf. Generell heißt, bewusst zu beobachten und im Moment präsent zu sein, gleichzeitig, im Hier und Jetzt zu sein.

Nur wenn man hundertprozentig mit seiner Umgebung verbunden ist, nimmt man auch alles wahr.

In diesem Moment kam Demut in mir auf. Mir wurde bewusst, dass es noch ein weiter Weg sein würde, bis ich alles wahrnehmen und die Botschaften dahinter verstehen würde.

HEILUNG DURCH PRÄSENZ UND ACHTSAMKEIT IM WALD!

Diese Erfahrung mit der Achtsamkeit kam mir später immer wieder zu Hilfe, wenn gestresste Menschen um Rat baten. Für diese Menschen ist es wichtig, dass sie die Langsamkeit und die bewusste Präsenz im „Hier und Jetzt" leben.

ERST WENN DU DEIN LEBEN ENTSCHLEUNIGST, KANNST DU WIEDER IN DEINE KRAFT KOMMEN UND BEGINNST DICH WIEDER ZU SPÜREN.

Die folgende Übung, zu der du dir circa ein bis zwei Stunden Zeit nehmen solltest, möge dich dabei unterstützen, Achtsamkeit im Wald in dich einfließen zu lassen.

EIN WALDSPAZIERGANG IM HIER UND JETZT

Speziell wenn du dich im Moment gehetzt fühlst und dich selber und das Leben nicht mehr spüren kannst, wenn deine Emotionen und Gedanken nur mehr im negativen Bereich kreisen, ist diese Übung genau richtig:

- Unternimm eine Wanderung oder einen Spaziergang in einem Waldstück, das ruhig gelegen ist und von wenigen Menschen frequentiert wird.
  GRUNDGEDANKE UND ABSICHT BEI DIESEM SPAZIERGANG SIND, IHN ABSOLUT BEWUSST WAHRZUNEHMEN.
  Beginne mit langsamen Schritten, den Weg zu gehen und dabei bewusst tief zu atmen. Nimm deine Umgebung wahr.

- **Achte auf die Kleinigkeiten,** die Pflanzen, die Bäume, die Besonderheiten, an denen du vorbeispazierst. Bleib stehen, wenn du das Gefühl hast, innehalten zu müssen.

Sollten zwischendurch Gedanken aufkommen wie: Was ist noch zu erledigen? Ich sollte schneller gehen! oder sonstige negative Gedanken, die um dich kreisen, mache Folgendes:

- **Verlangsame augenblicklich bewusst dein Tempo oder bleibe stehen.** Sag STOPP zu deinem Ego, das diese negativen Gedanken nährt und an den alten, gewohnten Gedankenmustern festhalten möchte! Sage dir:
  Ich bin hier, um mich selbst zu spüren, zu bremsen und wieder wahrzunehmen!

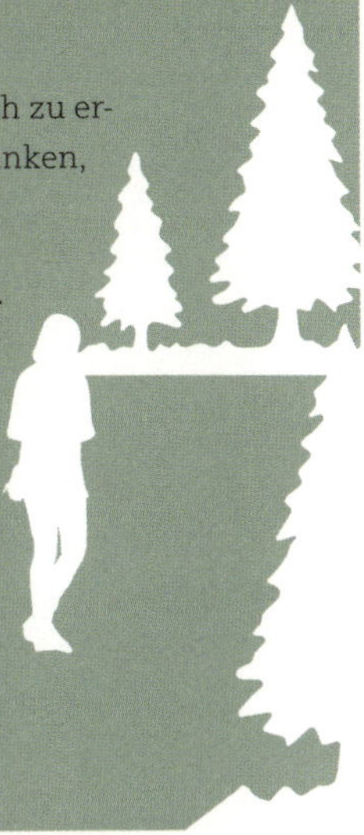

Verlangsame jedes Mal dein Tempo oder bleibe stehen.
Du hast eine Kontrolle über dein Getriebensein, wenn du langsam und aufmerksam durch den Wald gehst.

Beobachte und suche dir einen Baum aus, der dich anspricht. Tritt langsam und bewusst auf ihn zu. Fühle seine Präsenz. Bitte ihn um Hilfe, wenn du ein gutes Gefühl dabei hast, und verbinde dich mit ihm.

VERWURZLE DICH TIEF MIT MUTTER ERDE. STRECKE DEINE ARME NACH OBEN, ALS WÄREN ES ÄSTE.

Berühre dabei den Baum. Dein Körper wird zum Stamm. Atme tief und stell dir vor, du bist selbst der Baum. Schließe die Augen, fühle die Umrisse und Besonderheiten des Baumes. Spüre in dich hinein, welches Thema dich bewegt.

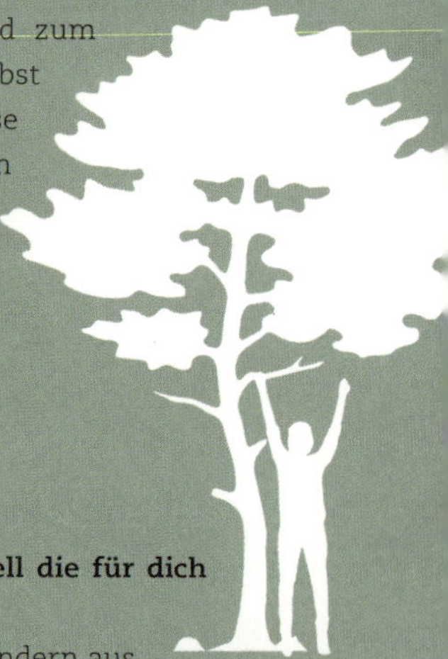

Stelle dir Fragen wie:
Warum bin ich ein Getriebener?
Warum kann ich mich nicht mehr spüren?
Was macht mich traurig?
Wer oder was raubt mir meine Energie?

Egal was immer dich gerade beschäftigt, stell die für dich wichtige Frage an den Baum!
Die Frage sollte nicht aus deinem Verstand, sondern aus deinem Inneren, deinem Herzen kommen. Lass dir Zeit. Atme und fühle die Verbindung zu dem Baum. Bitte um Antwort.

Wenn dann die Antworten in Form einer inneren Stimme kommen oder sie einfach da sind, nimm sie an. Es können auch innere Bilder oder Gedanken, die dir einen Lösungsweg aufzeigen, erscheinen.

Die ersten Impulse sind meistens die richtigen und wertvollsten. Erst wenn sich wieder Zweifel und das Ego einschalten, betritt man erneut das Feld der Manipulation.
Vertraue dir und lerne deiner inneren Stimme zu vertrauen.
Je offener du bist, desto klarer sind die Antworten.

Wenn du glaubst, du hast eine Antwort bekommen, bedanke dich bei dem Baum. Zolle ihm deine Wertschätzung und entferne dich langsam.
Gehe langsam weiter, in der Präsenz, im Hier und Jetzt.
Stoppe, wenn dich ein altes Muster wieder einholt. Wenn du das Gefühl hast, du möchtest zu einem anderen Baum, so halte inne und wiederhole die Verbindung und Fragestellung mit dem neuen Baum. Die Fragen sollten diesmal entweder vertieft oder neu gestellt werden.

Wenn du das Gefühl hast, es **kommen Emotionen oder sonstige negative Energien in dir hoch**, gehe wie folgt vor:

Atme tief und bewusst ein und aus. **Versuche diese Energien, Gefühle über deine Arme, Beine oder deine Chakren (Emotionalchakra) abzugeben.**
Stell dir vor, sie fließen aus deinem Körper. Du lässt sie einfach los. Beobachte dich, während diese Energien aus deinem Körper austreten.

Du kannst diesen Vorgang einige Male auch an verschiedenen Bäumen wiederholen. Wiederhole die Übung so lange, bis du das Gefühl hast, dass dir heute einiges klargeworden ist und du ein Gefühl der Erleichterung spürst.

Es ist besonders wichtig, dass du dir dabei keinen Druck machst und keine Erwartungshaltung einnimmst.

Nimm es an, egal was kommt.
Erst dann kannst du erkennen, ob du mit der Botschaft etwas anfangen kannst. Du kannst sie auch aufschreiben. Sollte jedoch nichts in dir auftauchen, sei nicht enttäuscht. Warte ab, bis deine innere Verbindung wieder frei ist.

Jede Erwartungshaltung ist störend.
Ich selbst brauchte auch einige Zeit, um diese Form der Kommunikation mit den Bäumen zu üben und anzuwenden.

Hab Geduld mit dir.
Auch das ist Teil der Übung.

Meiner Erfahrung nach sind das Getriebensein, Burn-out, die innere Leere, oder sich nicht mehr zu spüren ein Massenphänomen der heutigen Zeit. Es kann dem durch **gezielte Entschleunigung, bewusstes Leben und Arbeiten im Hier und Jetzt,** in einem gesunden Umfeld, entgegengetreten werden. Wichtig sind auch Verzicht und bewusste Einschränkungen verschiedener Gewohnheiten und Muster: Dazu zählen die übermäßige Nutzung von Internet und Mobiltelefon sowie Süchte nach Süßem, Alkohol oder Ähnlichem. Die Heilung all deiner Probleme ist klarerweise nicht mit einem Spaziergang im Wald abgetan.

- Nimm dir Zeit, fühle und beobachte dich und deine Umgebung.
- Nutze die verschiedenen Eigenschaften der Pflanzen und Bäume. Sie helfen dir dabei mehr, als du glaubst.

Mach deine eigenen Erfahrungen ohne Druck. *In der Ruhe liegt die Kraft.* Spüre dich durch die Kraft deines Atems und des Fühlens.

ICH WERDE ZUM BAUM

-

Eine der wichtigsten Erfahrungen auf meinem persönlichen Weg machte ich wieder einmal ungewollt und völlig unerwartet.

Vor einigen Jahren wurde ich eingeladen, in einer Kirche an einer Klangmeditation teilzunehmen. Damals wurde mir manchmal von Freunden gesagt, ich sollte mich bei Meditationen mehr fallen lassen und die Kontrolle total aufgeben. An diesem Abend tat ich das auch. **Ich ließ mich voll in die Meditation „hineinfallen“, ohne vorher in mich hineinzufühlen, ob dieser Ort dafür geeignet sei.**
Das Ergebnis war nicht besonders lustig für mich. Schon am Ende der Meditation ging es mir eher schlecht. Ich fuhr im Anschluss an die Veranstaltung rasch nach Hause. Schon nach kurzer Zeit konnte ich mich fast nicht mehr bewegen und hatte am ganzen Körper Schmerzen.
Mir war jedoch sofort bewusst, dass mir hier kein Arzt helfen konnte.
Ich bat meine Frau, eine befreundete Schamanin zu holen, die in unserer Nähe wohnte. Kurze Zeit darauf war sie mit einem weiteren schamanischen Heiler hilfreich zur Stelle.

Sie stellten sofort fest, dass sich während der Meditation eine negative Fremdenergie an mich angeheftet hatte, die die körperlichen Beschwerden verursachte.
Meine Frau und die beiden Schamanen nahmen diese Energie wahr und entfernten sie in einem sehr heftigen Ritual, das ich nie mehr vergessen werde. Ich war also befreit und wieder der Alte.

WÄHREND DIESES RITUALS WURDE ICH ENERGETISCH GESEHEN BUCHSTÄBLICH IN TAUSEND TEILE ZERRISSEN. MIR WURDE DABEI IMMER WIEDER GESAGT: „WERDE ZUM BAUM!“

Ich musste mich gedanklich mit einer Buche verbinden, um schließlich selbst zu diesem Baum zu werden.

Durch diesen Prozess geschah die Heilung.
Ich spürte über meine Wurzeln die Verbindung zu Mutter Erde. Ich fühlte über den Stamm meine Lebenskraft in mir wieder hochsteigen. Über meine Äste und Blätter konnte ich die Verbindung zur Sonne und zum Himmel fühlen. Ich nahm die gesamte Vitalität und Verbundenheit des Baumes, seine Ganzheit wahr. Durch diese Erfahrung spürte ich meine eigene Ganzheit wieder und war geheilt.

DIE WORTE „WERDE ZUM BAUM" HABE ICH SEITHER GESPEICHERT! SIE SIND SEHR HEILSAM!

Ich wurde auch wieder daran erinnert, dass man auf seine innere Stimme hören sollte, wenn man ein schlechtes Gefühl in einer bestimmten Situation hat. Achte auf dein eigenes Gefühl und deine eigene Wahrnehmung!

Gleichzeitig mit dieser Ganzwerdung eröffnete sich mir aber auch das Gefühl, selbst zum Baum zu werden, um die **Ganzheit** dieses Wesens besser zu verstehen. Wahrscheinlich sollte ich diese Erfahrung deshalb machen. Denn seit diesem Zeitpunkt verbinde ich mich regelmäßig mit Bäumen. Ich arbeite und lerne von ihnen.

ERRICHTUNG EINES EIGENEN HEILPLATZES IM WALD

-

Wenn du regelmäßig im Wald mit Bäumen arbeitest, würde ich dir empfehlen, deinen eigenen Heilplatz zu errichten.
Damit du eine Vorstellung davon bekommst, wie ein solcher Platz aussehen könnte, beschreibe ich dir jetzt meine persönlichen Plätze. Es sollte natürlich jeder nach seinen eigenen Bedürfnissen und seiner eigenen Intuition einen für sich auswählen.

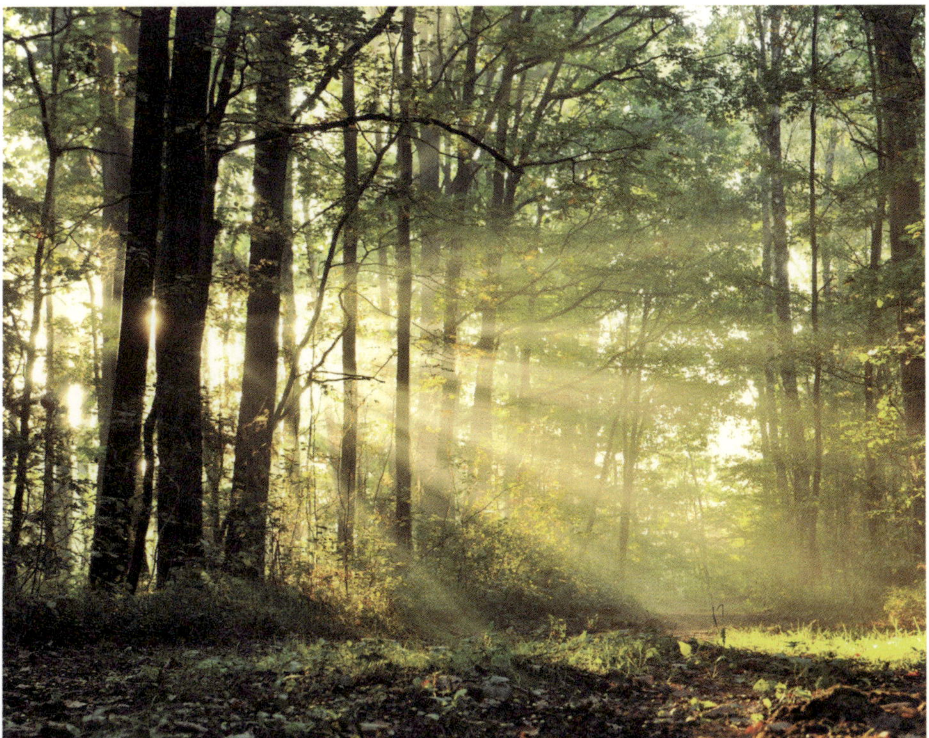

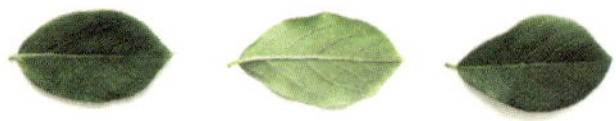

Mein Heilplatz befindet sich auf einer kleinen Lichtung, in Waldrandnähe. Er ist kreisförmig von alten Bäumen begrenzt. Es stehen dort Buchen, Eichen, Tannen und Kiefern. Er ist so gewählt, dass sowohl die Sonne mit ihrem Licht den Platz erhellt, als auch der Wind die alten Energien durch die luftige Lage erneuern kann. **Ein solcher Platz kann mit der Zeit und im Laufe deiner Arbeiten energetisch wachsen.**

› Zu Beginn bitte um den Segen für diesen Ort, damit Heilung geschehen darf, für dich und zum Wohle aller.

› Bitte die anwesenden Pflanzen und Naturwesen um Erlaubnis, hier einen Ort der Heilung errichten zu dürfen.

› Bring den Bäumen, den Pflanzen, den Naturwesen vor Ort die notwendige Wertschätzung und den Dank für ihre Arbeit entgegen.

› Verbinde dich mit dem Waldort und den Bäumen. Spüre, ob es sich gut anfühlt, ob du die notwendige Zustimmung für deine Wahl bekommst.

› Bitte um Reinigung und Schutz für diesen Ort, sodass dort keine negativen Energien eindringen können.

› **Ein weiterer Tipp:** Streue etwas Tabak oder Zucker an der Außengrenze deines Heilplatzes für die Natur- und Pflanzengeister, mit der Bitte, hier arbeiten zu dürfen. Es ist dies ein uraltes Ritual, das Schamanen für ihre Heilplätze abhalten.

› Abschließend könntest du noch in den **vier Himmelsrichtungen vier Bergkristalle** zur Reinigung von Mutter Erde eingraben. Bergkristalle sind weiß. Sie haben also alle Spektralfarben in sich, weshalb sie zur Reinigung verwendet werden können. Bitte wieder um Reinigung, Heilung und Schutz für diesen Platz und deine Arbeiten.

Ich habe dir hier einige Möglichkeiten aufgezeigt, was man tun kann, um einen solchen Ort weiter wachsen und entstehen zu lassen.

Du kannst mit Erlaubnis des Waldbesitzers ein paar Farne an deinem Heilplatz einpflanzen, sofern nicht schon vorhanden. Sie ziehen Naturwesen an, die deinen Platz beleben und bereichern. Lade sie ein und bitte sie, dir zu helfen.

In meiner unmittelbaren Umgebung gibt es drei solche Plätze im Wald: einen größeren Heilplatz, wo ich auch mit anderen Menschen arbeite, einen sehr ruhigen, abgeschiedenen Platz für meditative Sequenzen und mein dritter Platz ist eigentlich ein einzelner Baum, der auf einer kleinen Lichtung steht. Es ist eine Fichte, mit der ich mich verbinde, um Antworten auf Fragen zu bekommen, die zu einer guten Lösung führen.

MAN SIEHT, WIE VIELE VERSCHIEDENE MÖGLICHKEITEN ES GIBT, DEN WALD FÜR HEILUNG UND KOMMUNIKATION ZU NUTZEN.

ERLEBNISSE & ERKENNTNISSE
MIT BÄUMEN UND PFLANZEN

-

Wie schon in einigen Beispielen angeführt, sind es immer wieder unerwartete sogenannte Aha-Erfahrungen, die mich ein Stück weiter auf meinem persönlichen Weg gebracht haben.
Es ist die Kunst, diese zu erkennen und die Botschaft daraus zu verstehen und umzusetzen.

Ich möchte hier einige solcher Begebenheiten, die ich erlebt habe, schildern, zum allgemeinen Verständnis, wie Erlebnisse mit Bäumen erfahren und im täglichen Leben positiv umgesetzt werden können.

EINE BUCHE ALS DEMONSTRATIONSOBJEKT

-

Einer meiner Heilplätze, den ich schon beschrieben habe, wird von einer großen, alten Buche, die an ihrer Rinde viele Verletzungen aufweist, dominiert. Einige andere Buchen, Eichen, Kiefern und sonstige Bäume wachsen ebenso an diesem Platz.
Diese alte Buche weist jedoch eine Besonderheit auf. Jedes Mal, wenn ich sie bei der unterstützenden Arbeit mit Menschen um Verbindung und um Hilfe bitte, bekomme ich ein eindeutiges „Nein!“ als Antwort. Alle anderen Bäume dieses Platzes sind bereit, den Menschen hilfreich und heilend beizustehen.

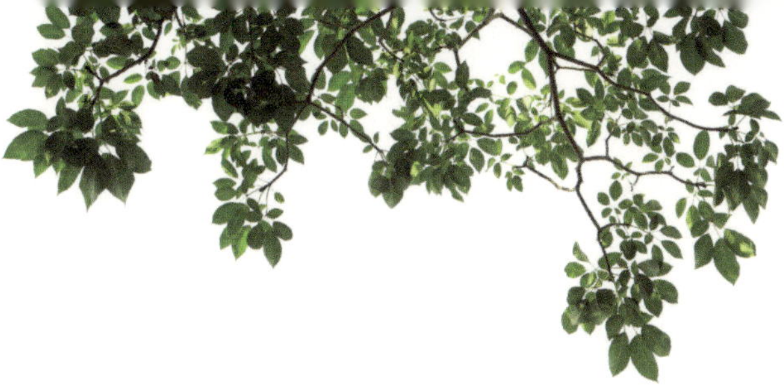

Das Absurde daran ist jedoch, wenn ich Menschen bitte, sich einen Baum, von dem sie annehmen, dass er ihnen helfen kann, auszusuchen, so entscheiden sie sich meistens für diese Buche.
Wenn ich sie jedoch bitte, die Frage zu stellen, ob dieser Baum für sie bei der Heilarbeit geeignet ist und ob sie sich mit ihm verbinden sollen, bekommen sie ein eindeutiges **„Nein"** entgegnet. Sie werden von der Energie der Buche regelrecht zurückgestoßen. Mir ist dann auch klar, dass dieser Baum für sie nicht geeignet ist. Dieses Nein, gleich zu Beginn, zeigt den Menschen, dass nicht alle Bäume für die Heilarbeit jederzeit bereit sind. Sie müssen diese Tatsache einfach akzeptieren.

Nach dieser ersten Erfahrung sind die Menschen dann bei den weiteren Begegnungen mit Bäumen vorsichtiger und einfühlsamer.

DINGE, DIE NICHT SANG- UND KLANGLOS FUNKTIONIEREN, WIE WIR ES GERNE HÄTTEN, LEHREN UNS MEHR ALS DINGE, DIE PROBLEMLOS ABLAUFEN.

Diese Lerneinheit und ihre Botschaft sind immer wieder eine Herausforderung für den Hilfesuchenden.

Nachdem ich dieses Spiel immer wieder und fast schon erheitert zur Kenntnis genommen hatte, versuchte ich Folgendes:
Ich bat besagte Buche, mit mir zu kommunizieren, und teilte ihr meine Wertschätzung mit. Ich bat um den Segen und die Unterstützung der lichtvollen geistigen Welt.

Die Information, oder besser gesagt, der Auftrag, den ich von der Buche daraufhin erhielt, war, ihr ein kleines Geschenk zu überbringen, in Form eines Bergkristalls, den ich an ihrem Wurzelhals vergraben sollte, mit der Bitte um Heilung und Segen für die Bäume, Mutter Natur und die Menschen.

Und es geschah ein kleines Wunder. Der Baum ist jetzt völlig integriert in den Heilplatz und bereit, mit Menschen zu arbeiten.
Er weist jetzt die Besonderheit auf, vor allem schwere, belastende Energien über sein Wurzelsystem aufzunehmen und an Mutter Erde weiterzuleiten.

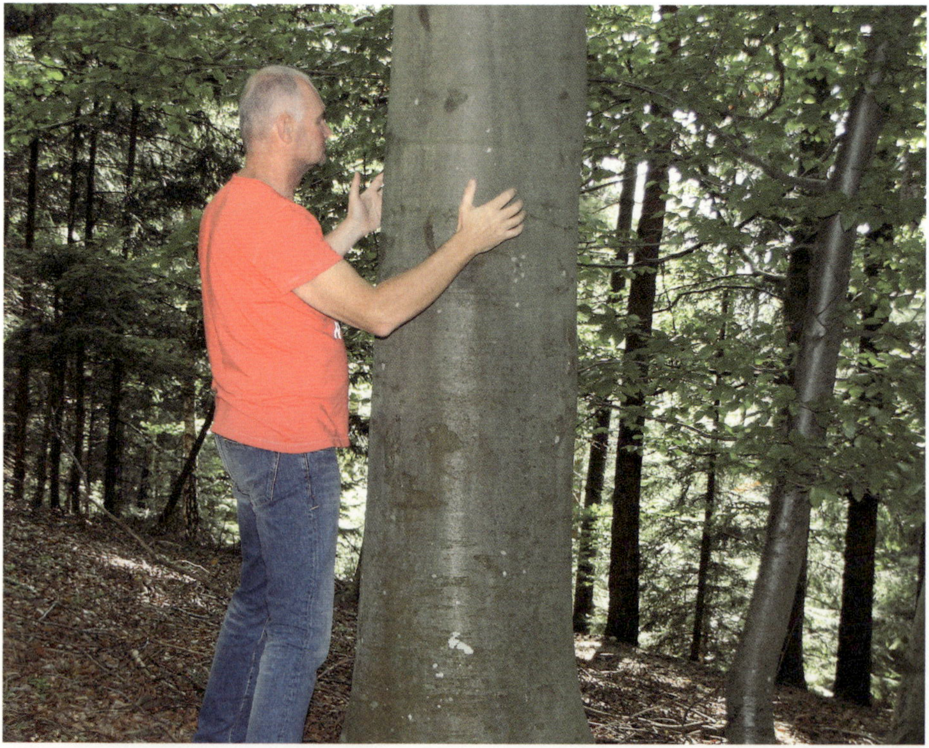

FARNE
HEILENDE PFLANZEN

-

Eine weitere unerwartete Erfahrung durfte ich vor einiger Zeit dank der Hilfe einer ganz speziellen Heilpflanze des Waldes machen.

Unmittelbar vorher begann mein Energiesystem plötzlich wie aus heiterem Himmel zu kollabieren. Ich hatte das Gefühl, plötzlich zusammenzubrechen und immer schwächer zu werden. Eine Energieform, die ich zu diesem Zeitpunkt nicht erkennen konnte, legte mein Körpersystem lahm. Ich bat meine Frau um Hilfe und schleppte mich auf meinen Heilplatz hinter meinem Haus im Wald.

SO WIE ICH ES KANNTE, BEGANN ICH MICH MIT DER ERDE ZU VERBINDEN, MEINEN KÖRPER ÜBER DIE ATMUNG ZU STABILISIEREN UND MIT DEN BÄUMEN IN INTENSIVEN KONTAKT ZU TRETEN, BIS ICH WIEDER EINIGERMASSEN DIE KONTROLLE ÜBER MEINEN KÖRPER HATTE.

Meine Frau war in der Zwischenzeit ebenfalls nicht untätig. Sie verband sich mit ihrer geistigen Führung und bat um Hilfe. Daraufhin erhielt sie die Botschaft, dass sie Farne, die gleich hinter unserem Haus im Wald wachsen, pflücken und auf meinen Körper auflegen sollte.

Ich wusste nichts von ihrem Vorhaben. In dem Moment, als ich die Farne in ihren Händen sah, durchlief mich ein Schauer am ganzen Körper. Ich wusste, sie würde wieder einmal genau das Richtige tun. **Als sie dann die Farne speziell an jenen Stellen meines Körpers auflegte, welche anscheinend die Zentren der Beschwerden waren, trat sofortige Besserung ein.**

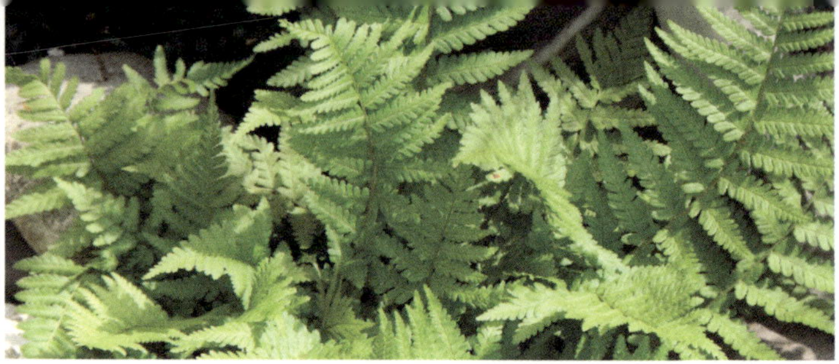

Speziell mein Wurzel-, Emotional- und Herzchakra wurde dabei berücksichtigt.

DER FARN IST EINE PFLANZE, DIE ALLES DUNKLE UND NEGATIVE VERTREIBT.

Er zieht lichtvolle Energien an und wehrt gleichzeitig negative ab. Daher war diese Hilfestellung genau richtig. Danke an meine Frau und die heilenden Farne!

Es dürfte sich bei der negativen Energie, die so plötzlich zum Ausbruch kam, um eine alte Angstenergie gehandelt haben, die mein System schlagartig lahmlegte. Auch hier konnte ich wieder durch eigene Erfahrung lernen, dass bisher unerkannte Schatten und Ängste sich urplötzlich mit all ihren Auswirkungen zeigen können und dass, wenn du ihnen begegnest und die richtigen Helfer in Form von Menschen und Pflanzen zur Stelle sind, sofort Hilfe geschehen kann.
Solche ungewöhnlichen Ereignisse erinnern und bestärken mich immer wieder darin, dass Pflanzen und Bäume große Heilkräfte in sich tragen, die unseren Körpern und Energiesystemen binnen Minuten Erleichterung und Hilfe bringen. Natürlich hatte ich auch die Unterstützung meiner Frau, in Form von richtigen Informationen und sofortigem Handeln. Auch in dieser Hinsicht spielen der Glaube, die Erfahrung und das Vertrauen in eine geistige Führung eine wesentliche Rolle.

Ich habe die Erfahrung der Heilkraft der Farne verinnerlicht und werde sie nicht mehr vergessen.

FINDE DEINE WURZELN DURCH DIE HILFE DER BÄUME UND DES WALDES

Eine weitere interessante Beobachtung, die ich im Lauf der Jahre in Zusammenhang mit der heilenden Wirkung des Waldes auf Menschen machen durfte, ist folgende:

Speziell junge Männer aus südlichen Ländern, die infolge verschiedener Lebensumstände in der westlichen Welt leben, fühlen sich manchmal orientierungslos, schwach und überfordert. Ich spreche hier von Menschen ohne radikalen religiösen Hintergrund. Es sind solche, die bei uns über 30 Jahre leben und sich im Grunde beruflich, finanziell und sozial bestens integriert haben. Sie sind Mitte Dreißig, gut gebildet und haben oft internationale Erfahrung in der Wirtschaft.

Man könnte ihren plötzlich eintretenden Zustand einfach als Burnout abtun. Dies entspricht meiner Meinung nicht ganz der Wahrheit. Als ich sie kennenlernen durfte, waren sie sehr verzweifelt, da sie keine Ahnung hatten, was die Ursache ihrer momentanen Hilf- und Orientierungslosigkeit war. Meine Vermutung bzw. Information, die ich aus meinen Quellen bekam, sollte sich rasch bestätigen.

DIESEN MÄNNERN FEHLTEN GANZ EINFACH GESAGT IHRE WURZELN!

Sie haben meist orientalische Namen, die in der westlichen Welt nicht verwendet wurden, da sie für uns schwierig auszusprechen sind. Allein sie mit vollem Namen wertschätzend anzusprechen, ließ diese Menschen wieder strahlen.

Als ich sie dann im Rahmen eines Kurses im Wald ihre eigenen Wurzeln suchen ließ, geschah ein kleines Wunder. Wir baten ihre liebevollen, wohlwollenden Ahnen aus der geistigen Welt um Hilfe und Unterstützung.

Ebenfalls sehr hilfreich ist in solchen Fällen auch die im Buch beschriebene **Wurzelchakra-Räucherung** (Seite 85).

Als sich die jungen Männer dann mit Mutter Erde, dem Wald und den Bäumen verbanden, unterstützt von tiefer, kräftiger Atmung, machten sich ihre verloren gegangenen Wurzeln zuerst durch lautes Wehklagen und Tränen bemerkbar.
Starke, plötzliche Emotionen kamen zum Vorschein. Die Verbindung zu ihren Ahnen wurde spürbar. Und je mehr sie sich mit den Wurzeln, den Bäumen und ihren Ahnen verbinden konnten, desto stärker, kräftiger und aufrechter wurde ihre Erscheinung.
Es war ein seltsames Schauspiel, wie scheinbar hilflose junge Männer, mit Hilfe von Mutter Erde und den Wurzeln des Waldes ihre eigenen Wurzeln wiederfanden.

ES WAR HIER DAS ZUSAMMENSPIEL VON ALTEM SCHAMANISCHEM WISSEN, RÄUCHERN, ARBEIT IM WALDE UND UNTERSTÜTZUNG DURCH DIE LICHTVOLLEN AHNEN, DIE SIE WIEDER IN IHRE KRAFT KOMMEN LIESS.

Jedenfalls waren diese Männer nach dem Ritual nicht wiederzuerkennen. Selbstvertrauen, Vitalität, das Bewusstsein ihrer Herkunft sowie das Vertrauen in ihr Leben und ihre Zukunft waren wieder hergestellt.
Dieses Geschehen zeigt, wie wichtig es gerade in der heutigen Zeit ist, sich seiner Wurzeln und seiner urtümlichen Kraft auf liebevolle Weise wieder bewusst zu sein und sie wieder spüren und leben zu können.

ORIENTIERUNGSLOSIGKEIT IST IMMER EIN UNGESUNDER NÄHRBODEN.

Die gleiche Erfahrung mache ich auch immer öfter mit jungen Männern aus unserem Land, denen aus verschiedenen Gründen ihre Wurzeln verloren gegangen sind. Kraft- und orientierungslos vermissen sie auch ihre männliche Energie. **Der Wald und die Ruhe bringen sie wieder ein Stück zurück zu ihren Wurzeln und in ihre Kraft.**

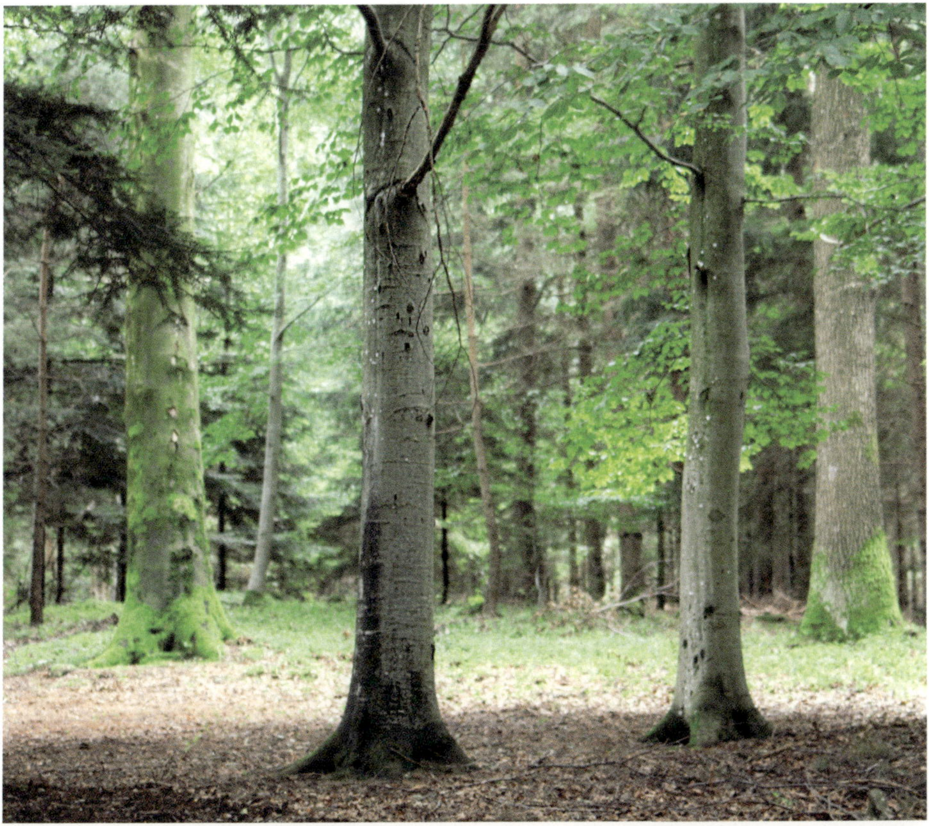

DER WALD – EIN HELFER

DIE URSACHE UNSERER EIGENEN SCHATTEN, NEGATIVEN ERFAHRUNGEN UND LEIDENSMUSTER ERKENNEN

-

Schicksalsschläge, Krankheiten und sonstige nicht erfreuliche Ereignisse in unserem Leben sind meist nur eine Aufforderung des Lebens, etwas in unserem Dasein zu erkennen und zu ändern. So etwa, wenn wir uns auf einen falschen Weg begeben oder Lebensweisen angenommen haben, die uns und unserem Umfeld nicht guttun.
Es können auch Begegnungen mit anderen Menschen sein, die scheinbar bösartig und ungerecht dir gegenüber sind. Möglicherweise zeigen sie dir nur auf, dass du endlich aus deiner Opferrolle aussteigen und wieder in deine eigene Kraft gehen solltest.
Auch Krankheiten sind eine insgeheime Aufforderung, etwas in seinem Leben zu ändern, um wieder in seine Mitte zu kommen und Körper, Geist und Seele wieder heil werden zu lassen.

ES GEHT BEI ALLEN NEGATIV-ERFAHRUNGEN IMMER WIEDER DARUM, AUS ALTEN MUSTERN AUSZUSTEIGEN.

Das Schwierigste daran ist, die Ursachen zu erkennen, um die notwendigen Änderungen in seinem Leben durchzuführen zu können.

Darum: *Stelle dich den Schatten in deinem Leben.*
Sieh nicht nur das Negative darin, sondern versuche zu ergründen, was dir dadurch aufgezeigt wird.

Es ist schwierig, bei sich selbst die Ursache für Unerfreuliches im Leben zu sehen. Man hat oft nur ein gutes Auge für Fehler und negative Lebensweisen unserer Mitmenschen. Aber auch die können uns selbst dienlich sein. Denn je genauer man bei anderen erkennt, was sie falsch machen, desto näher ist man auch dem eigenen Thema, das man im Grunde nicht ansehen möchte.

Wenn uns Schicksalsschläge oder Krankheiten heimsuchen, beginnen wir meistens zu klagen und begeben uns in die Opferrolle: „Das Leben ist ungerecht zu mir!“ „Warum passiert das immer nur mir!“

Auf die Idee, dass man eigentlich etwas in seinem Leben ändern sollte, kommen die wenigsten Menschen. Hier sind wir aber beim Punkt! Für viele ist es anscheinend einfacher, ihr sogenanntes schweres Leid zu ertragen. Sie zelebrieren lieber ihre Opferrolle, als ihr Leben zu hinterfragen und zu ändern. Das stärkste Hindernis dafür ist sehr oft die Bequemlichkeit. Alte gewohnte Muster und Pfade zu verlassen fällt vielen am schwersten und benötigt einen Schub an Energie.

Erfolgreiche Menschen erkennen meist sofort, wenn Änderungen im Leben anstehen, und reagieren dementsprechend darauf. Sie suchen die Ursachen bei sich und in ihrem Leben.

Henry Ford sagte einmal:
Der Unterschied zwischen einem erfolgreichen und einem nicht erfolgreichen Menschen ist folgender:
Der Erfolgreiche steht einmal mehr auf, nachdem er gefallen ist.

Wiederaufzustehen, seine Kraft zu sammeln und heilsame Erkenntnisse daraus zu ziehen sind ein erster Schritt in eine positive Zukunft, wenn auch für manche liegen bleiben bequemer wäre.
Menschen, die in ihrer Opferrolle starr und unbeweglich verharren, suchen die Ursachen oft bei anderen, um eine Ausrede für ihr Verhalten zu

haben. Keine gute Entscheidung ist es, wenn ich die Situation erkenne, nichts daran ändere und trotzdem darüber klage. Diese Situation führt sehr oft in die Krankheit. Hier wäre es sogar besser, sich mit der Situation zu arrangieren und sie so anzunehmen, wie sie ist. Das ständige Klagen über eine Situation zieht zusätzliche negative Energien an.

All diese Krankheiten und schwierigen Situationen haben meist den Sinn, jenen Weg, den unsere Seele in diesem Leben gehen möchte, wiederzufinden und durch diese Erfahrungen zu lernen. Bequemlichkeit, alte Muster und Starrheit sollten dabei aufgelöst werden!

Warum ich diese nicht unbekannten Dinge, die uns das Leben manchmal aufzeigt, erwähne, hat folgenden Sinn:

- › Zuallererst, um uns ins Gedächtnis zu rufen, dass wir nicht so hilflos sind, wie wir meinen, und selbst die Ursache unserer meisten Leiden in uns tragen.
- › **Und um anhand von Beispielen aus dem täglichen Leben aufzuzeigen, wie über Bäume viele solcher Probleme und Themen erkannt und aufgelöst werden können.**

Es sind Beispiele, die ich in der täglichen Arbeit und Begegnung mit Menschen erlebt habe.
Sie habe ich über die Bäume und den Wald zur Selbsterkenntnis und die dadurch aufgezeigten notwendigen Änderungen in ihrem Leben führen können.

„ERKENNE DEINE EIGENEN SCHATTEN, DEINE VERSCHLOSSENEN TÜREN UND ÄNDERE DIE SITUATION!“ DIE BÄUME UND DER WALD HELFEN DIR DABEI!

AUFLÖSUNG VON SCHATTENTHEMEN

BEISPIELE AUS DEM TÄGLICHEN LEBEN

Die Tanne und die Begegnung mit der verdrängten Angst im Herzen

Eine Dame, berufstätig und aktiv, Mutter zweier Kinder, die mitten im Leben steht, klagte über beklemmende psychische Probleme und bat mich, ich solle ihr helfen, über Bäume und den Wald zu den Ursachen ihrer Beschwerden zu kommen.
Zuerst versuchte sie, die allgemeinen Belastungen des täglichen Lebens über unsere Freunde, die Bäume, im Wald auszuleiten, um wieder frei im Denken und Fühlen zu werden.

Dies gelang sehr gut. Doch ihr Anliegen lag etwas tiefer.
Ich führte sie daher intuitiv zu einer ungefähr zehnjährigen Tanne, die allein auf einer kleinen Waldlichtung stand. Dort bat ich die Dame, sich der Tanne zu nähern und sich anschließend mit ihr zu verbinden. Als sie sich jedoch dem Baum näherte, empfand sie ein sehr beengendes Gefühl in ihrem Herzen. Ich half ihr sofort, diese Situation zu beenden, den Platz zu verlassen und durch ruhiges, tiefes Atmen wieder stabil zu werden. Dies gelang auch innerhalb kurzer Zeit. Ich wusste jedoch genau, dass dieser Ort und der besagte Baum eine sehr positive und heilsame Energie hatten.

Nach einiger Zeit bat ich die Dame, sich nochmals der Tanne unter meiner Begleitung zu nähern.

Diesmal sollte sie dies sehr langsam tun, achtsam in sich hineinspüren und so langsam Verbindung mit dem Baum aufnehmen.
Sofort tauchten wieder dieses beengende Gefühl und die ihr bereits bekannten Angstgefühle auf. Ich bat sie dann, diesen Baum zu fragen, ob er ihr die Ursachen dieser Gefühle und Ängste aufzeigen würde.
Meine begleitenden Worte: ***„Hab keine Angst vor diesem Baum, er will dir nur etwas zeigen"***, taten ihre Wirkung. Sie überwand augenblicklich das Gefühl der Angst und begann, sich von ihrem Herzen aus mit dem Baum zu verbinden. Sie wurde eins mit ihm.

Sie bat auch noch den Geist des Baumes um jene Informationen, die sie benötigte, um ihre Ängste und Trauer aufzulösen. Nun stieg plötzlich ein inneres Bild in ihr auf.
Sie sah sich als kleines Mädchen vor dem Christbaum stehen und weinen. Es war eine circa zehnjährige Tanne. An jenem Abend starb ihr Vater plötzlich an Herzversagen.

Sie hatte diese Situation aus ihrem Bewusstsein verdrängt. Die Erinnerungen und Gefühle von damals kamen nun plötzlich wieder an die Oberfläche. Die Tanne spendete ihr letztlich Trost und Halt. Sie half ihr, die verdrängte Trauer und die beengenden Gefühle auszuleiten und wieder in ihre Mitte zu kommen. Nun bat sie mich, an diesem ruhigen Ort mit der Tanne allein sein zu dürfen.
Abschließend bedankte sie sich bei dem Baum für seine Hilfe und die Informationen, die ihr gegeben wurden. Sie fühlte sich zwar müde, aber erleichtert und befreit.
Das beengte Gefühl in ihrem Herzen war verschwunden und ein Gefühl der Erleichterung und Freiheit machte sich in ihr breit.

DIE VERBINDUNG ZU DIESER TANNE ERMÖGLICHTE IHR EINE BEGEGNUNG MIT DER VERDRÄNGTEN ANGST IM HERZEN UND DEREN AUFLÖSUNG.

Verloren gegangene Wurzeln

Eine erfolgreiche junge Unternehmerin, die im Betrieb ihres Mannes um nachhaltige und biologische Produktion und Vermarktung bemüht ist, meldete sich eines Tages bei mir.
Sie ist sehr feinfühlig und hatte schon einige Erfahrung im Umgang mit feinstofflichen Wahrnehmungen. **Ihr Problem war, dass sie sich bei spirituellen Arbeiten und Meditationen nicht verwurzeln konnte.** Beim Thema Wurzeln waren natürlich unser Wald und seine Bäume als mögliche Hilfe naheliegend.

Nachdem sie sich durch Ausleiten über verschiedene Bäume am Heilplatz wieder in ihre Mitte gebracht und von den alltäglichen Belastungen befreit hatte, bat sie mich, den für sie richtigen Baum zur Lösung ihres Problems zu finden. Ich führte sie spontan zu einer alten Fichte.
Vorher versuchte sie sich nochmals unter meiner Anleitung zu verwurzeln. Es gelang zwar, aber die Wurzeln verschwanden sofort wieder, nachdem ich meine Energie zurückgezogen hatte.
Dann verband sie sich mit dem Geist der Fichte und bat, die Ursache ihres Problems erkennen zu dürfen.

Als sie sich dann tatsächlich mit ihrem Herzen mit dem Baum verbinden konnte, bekam sie folgende Information:
Der Grund für ihre fehlenden Wurzeln liegt im derzeitigen Wohn- und Arbeitsbereich. Sie lebt und arbeitet in der Firma und dem Haus ihres Mannes, mit ihrer Familie und den Schwiegereltern. Sie hat diesen Ort jedoch innerlich nie als ihr Zuhause angenommen. Dies wurde ihr erst jetzt so richtig bewusst.

SIE MUSSTE ALSO ZUERST IHREN WOHN- UND LEBENSBEREICH ALS HEIMAT AKZEPTIEREN.

Die wahre Liebe erkennen durch die Bäume

Eines Tages fragte mich eine junge Dame, ob ich ihr bei der Beantwortung einiger für sie lebensentscheidender Fragen helfen könnte. Sie, die ebenfalls sehr offen gegenüber der geistigen Welt ist, hatte folgendes Problem:

Sie lebte in einer jungen, neuen Beziehung, allerdings einer Fernbeziehung. Sollte sie diese auch zukünftig pflegen, so müsste sie ihr gesamtes Leben und den Ort ihres derzeitigen Lebensmittelpunktes ändern. Ihr neuer Freund lebt einige hundert Kilometer von ihrem derzeitigen Wohnort entfernt.
Gleichzeitig meldete sich aber ihr Ex-Partner zurück in ihr Leben. Er hatte sie vor einigen Jahren wegen einer anderen Frau verlassen und bereute angeblich alles zutiefst.

Die junge Frau war nun hin- und hergerissen. Alte Wunden taten sich auf. Gleichzeitig war auch die Angst vor einer neuen ungewissen Zukunft präsent. Wir gingen zu meinen Heilplatz in den Wald. Dort ließ sie alle manipulierenden Alltagsenergien los, indem sie diese über den Waldboden an Mutter Erde übergab, unterstützt durch kräftiges Atmen und intensive Bewegungen.

Erst dann bat sie um die Informationen durch den Geist jenes Baumes, der für sie bestmöglich geeignet sei. Der betreffende Baum war eine Buche auf meinen Heilplatz.

BUCHEN STEHEN FÜR KLARHEIT UND WAHRHEIT.

Die junge Frau öffnete ihr Herz, was ihr wegen der Verletzungen, die ihr bereits zugefügt worden waren, nicht leicht fiel.

Dieses geöffnete Herz verband sie in aller Liebe mit der Buche. Man spürte förmlich, wie die liebevolle Energie zwischen ihr und dem Baum floss. Sie waren wirklich eins.

Als dann die Fragen gestellt wurden, strömten die Antworten so stark aus dem Baum in ihr Herz, dass es überhaupt keinen Zweifel an ihrer Richtigkeit gab.

Ich muss noch dazusagen, dass ich sie vorher noch gebeten hatte, die richtigen Fragen zu stellen. Denn es sind oft nicht die Antworten das Problem, sondern die falschen Fragen.

Jedenfalls spürte sie intensiv die nicht sehr liebevollen Absichten ihres Ex-Partners, gleichzeitig aber auch die aufrichtige Liebe ihres neuen Freundes. Sie sah ihre Zukunft und ein neues Leben an dem weit entfernten Ort. Sie hatte ein gutes Gefühl dabei und wusste, was zu tun sei.

Solche für den Übenden durchaus konkreten Informationen sind sehr hilfreich und wenn man sie gleichzeitig auch fühlt, weiß man um den Wahrheitsgehalt dieser Unterrichtung. Wichtig ist immer, dass sie frei vom Wunschdenken und sonstigen Manipulationen sind.

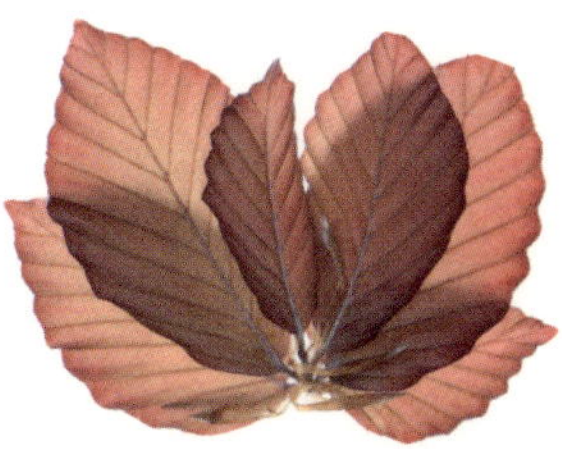

BÄUME HABEN MEINER MEINUNG NACH EINE ART ANTENNE, ÜBER DIE DER ZUGANG ZUM SOGENANNTEN MORPHISCHEN FELD ERMÖGLICHT WIRD.
ES IST JENES FELD, IN DEM ALLE INFORMATIONEN GESPEICHERT SIND.

Es wären noch viele Beispiele anzuführen. Probiere es einfach selber aus. Verbinde die Energie deines Herzens mit den Bäumen.

ALLERGIEN
ODER WAS HABEN EINE KATZE UND BÄUME GEMEINSAM?

-

Eine der häufigsten Krankheiten, von denen Menschen in der heutigen Zeit betroffen sind, führt uns zum Thema Allergien. Besonders in unserer zivilisierten westlichen Welt sind immer mehr Menschen damit konfrontiert.
Allergien verschiedenster Art, von Tierhaarallergien bis zu Pollenallergien, verschiedenster Bäume, Gräser und Pflanzen machen uns das Leben schwer. Meist erkennt unser Immunsystem bestimmte Informationen nicht mehr und bildet eine Abwehr gegen natürliche Stoffe. Die Folge sind allergische Reaktionen unseres Körpers in Form von Tränen, Schnupfen, Husten, Juckreiz bis hin zu asthmatischen Anfällen.

BEI NATURVÖLKERN UND LÄNDERN MIT NATÜRLICHERER LEBENSWEISE SIND DIESE AUTOIMMUNERKRANKUNGEN MEIST UNBEKANNT.

Es gibt verschiedene Vermutungen über die Ursachen, wobei sich die Experten nicht sicher sind. Ist es die übertriebene Hygiene, die wir unseren Kindern angedeihen lassen? Sind es ungesunde Essgewohnheiten? Ist es ein ungesunder Lebensstil, verursacht durch Stress und beruflichen Druck?

Bei Kindern, die in natürlicher Umgebung aufwachsen, in der das Immunsystem lernt, mit Belastungen fertig zu werden, sind diese Krankheitssymptome in der Regel weniger zu beobachten.
Tatsache ist, dass unser Immunsystem natürliche Stoffe von Pflanzen und Tieren nicht mehr erkennt und unser Körper verrückt spielt.

Ich möchte jetzt meinem eigenen Zugang zu diesem Thema darlegen. Vor circa 15 Jahren war ich selber von diesem Phänomen der Allergie betroffen. Es handelte sich um eine Pollenallergie gegenüber Erle, Weide und Birke. Besonders in meinen Beruf erwies sich das klarerweise als sehr unangenehm.
Die Allergie kam wie aus heiterem Himmel. Ich hatte zuvor keine derartigen Beschwerden. Die Monate des Pollenflugs, Februar, März, April, waren für mich dementsprechend beschwerlich und unangenehm.

Ich versuchte damals mehrere alternative Behandlungsmethoden, wodurch die Symptome zwar kurzfristig gelindert, die Allergie selbst aber nicht geheilt wurde.
In den folgenden Jahren ging ich von diesen Methoden ab und suchte einen anderen Weg, da zu dieser Zeit mein Zugang zu den Wahrnehmungen und Erfahrungen auf der feinstofflichen Ebene begann.

Unterstützend waren dabei eine Umstellung auf vegetarische Ernährung, eine Änderung meines Lebensstils sowie ein liebevollerer Umgang mit mir selbst und meiner Umgebung.

Ich kann heute sagen, dass ich seit mehreren Jahren beschwerdefrei bin. Ich möchte hier wieder meine nicht wissenschaftlichen Erkenntnisse und Erfahrungen weitergeben und damit möglicherweise einen neuen, ganz einfachen Weg der Heilung aufzeigen. Die Menschheit wurde schon oft durch sogenannte Querdenker und Menschen, die einen eigenen Zugang zu den verschiedenen Themen hatten, weitergebracht.

Dies bedarf jedoch immer einer bewussten Eigenverantwortung und die speziellen Vorgangsweisen sind nicht als allgemeine Empfehlung zu sehen.

Für mich, der ich auf der feinstofflichen Ebene agiere, gilt Folgendes:

LERNE ÜBER DEINE WAHRNEHMUNG UND DEIN KÖPERSYSTEM JENE STOFFE ZU LIEBEN, DIE DIESE ALLERGISCHEN REAKTIONEN AUSLÖSEN.

Besonders das Wort **„lieben“** finde ich hier sehr wichtig.
Alles was man liebt, lehnt man nicht ab.

Was vor allem mich zu dieser Anschauung gebracht hat, möchte ich nun erzählen:
Eine mir bekannte Dame klagte vor einigen Jahren, als wir in einer gemütlichen Runde beisammen saßen, über ihre Probleme mit einer akuten Katzenhaarallergie.
Sie konnte aufgrund der Schwere dieser Krankheit ihre Enkelkinder nur mehr selten sehen, da es in diesem Hause eine Katze gab und die Kinder sie sehr liebten.
Ohne Asthmaspray konnte sie sich den menschlichen und tierischen Bewohnern nicht mehr nähern.

Ich hatte sofort das Gefühl, dass nicht die Katze das ursächliche Problem der Allergie war, sondern etwas ganz anderes: nämlich das Thema

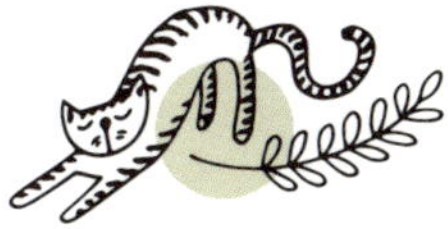

„Liebe und Eigenliebe“.

Ich unternahm daher Folgendes:

Zuerst besorgte ich mir von der Katze einer Freundin einige Haare. Dann versuchte ich mit der besagten Dame die für sie negativen Informationen der Katzenhaare zu neutralisieren.

DER SPRINGENDE PUNKT DABEI WAR, DASS SIE SICH VORSTELLEN SOLLTE, DIE KATZE IN IHR HERZ AUFZUNEHMEN, ANZUNEHMEN UND ZU LIEBEN.

Das Gleiche (ohne Haare) sollte sie dann mit sich selbst probieren, was für die Dame viel schwieriger war.

Sich selbst zu lieben und so anzunehmen, wie man ist, fällt vielen Menschen sehr schwer. Ebenso dieser Dame. Aber nach einigen Versuchen und mit Unterstützung durch meine Person konnte sie sich, nach vielen Tränen, vorstellen, sich selbst als auch die Katze angstfrei zu lieben.

Ich gab ihr anschließend die Katzenhaare in die Hand. Sie zeigte keine allergische Reaktion mehr. Sie lachte nur zufrieden.

Nun war die Katze ein liebenswertes Haustier, von dem für sie keine Gefahr mehr drohte. **Heute spielt sie mit ihren Enkelkindern und der Katze und ist beschwerdefrei.**

Mir ist klar, dass dies nicht immer so einfach funktioniert. Es ist jedoch ein erstaunliches Beispiel, wie durch eine einmalige liebevolle Begegnung mit sich selbst und dem allergieauslösenden Objekt unser Immunsystem lernt, Dinge anzuerkennen und ohne negative Reaktion anzunehmen.

So und jetzt wieder zurück zu den Bäumen im Wald:

IM JETZIGEN FALL SIND BÄUME NICHT DIE HEILER, SONDERN EBENSO WIE PFLANZEN UND GRÄSER WESEN, DIE IN UNSEREM IMMUNSYSTEM ERHEBLICHE ALLERGISCHE REAKTIONEN HERVORRUFEN KÖNNEN.

Das heißt, wenn ich für meinen Körper und mein Immunsystem über meine feinstoffliche Wahrnehmung langsam Begegnungen mit den besagten Bäumen herbeiführe, also ein Kennenlernen arrangiere, sind diese Stoffe nicht mehr fremd. Mein Körper und das Immunsystem können sie erkennen.

Je mehr ich meinen Körper auf der feinstofflichen Ebene sensibilisiere, je mehr ich mich in meiner Wahrnehmung mit Bäumen beschäftige, desto geringer werden die negativen Reaktionen meines Immunsystems.
Durch den Prozess des Lernens und Fühlens werden jeder Zelle, jedem Organ, jedem System Informationen zugeführt wie:

„Dieser Baum ist dein Freund, nimm in an!“
„Fühle und liebe ihn, so wie er dich liebt!“
„Er tut dir gut und schadet dir nicht!“

Voraussetzung für ein Gelingen ist, dass dies nicht mit Angst geschieht, sondern vorsichtig, mit offenem Herzen und der Bitte um Heilung.
Du kannst auch bitten, dass du den Baum in seiner Ganzheit erkennen und lieben darfst.

Am wirkungsvollsten ist diese Kommunikation mit dem Baum ohne Erwartungshaltung. Du lässt einfach zu, was kommt, wie ein neugieriges Kind, achtsam, dankbar und liebevoll zu dir selbst und zu dem Baum.

Speziell bei den Hauptverursachern von Allergien, wie Erle, Weide, Birke, wäre die unten beschriebene Vorgangsweise günstig.

Wenn du durch schwere allergische Reaktionen belastet bist, solltest du speziell in der Pollenflugzeit von diesen Übungen Abstand nehmen. Wichtig ist auch, dass man die Bäume kennt, gegen die man allergisch reagiert. Ein normaler Allergietest oder dementsprechende Beobachtungen während der jeweiligen Pollenflugzeit sind hier sehr hilfreich. Nehmen wir an, du hast eine ausgeprägte Allergie gegenüber Erle, Birke und Hasel. Die Monate Februar, März und April sind für dich also besonders belastend und der Leidensdruck ist dementsprechend hoch.

- › Beginne in der belastungsfreien Zeit (Mai–Dezember) mit regelmäßigen Waldspaziergängen. Versuche dabei, deine Wahrnehmung speziell auf jene Bäume zu richten, die deine allergischen Reaktionen hervorrufen.

- › Wie in vielen anderen Begegnungen mit Bäumen näherst du dich auch hier respektvoll, achtsam, liebevoll und frei von Angst.

- › Bitte den Baum, dich nähern zu dürfen, um mit ihm Verbindung aufnehmen zu können.

- › Verwurzle dich, öffne deine Chakren und verbinde dich mit dem Baum, wenn du das Gefühl hast, es ist für euch beide in Ordnung.
- › Fühle einfach in Ruhe. Nimm wahr, was ist. Wie bei einem ersten Kennenlernen mit einem Menschen.
- › Frage den Baum, ob es einen bestimmten Grund gibt, der diese Reaktionen bei dir auslöst.
- › Oft ist es eine unbewusste innere Aggression oder Ablehnung eines Teils von dir selbst, die dahintersteht. Vielleicht möchte dieser Teil von dir angenommen und akzeptiert werden.
- › Frag einfach nach, fühle in dich und den Baum und warte, was kommt.
- › Was zeigt dir der Baum auf?

Es geht also nicht nur darum, den Baum oder in anderen Fällen das Wesen, den Gegenstand, den Menschen, gegen den man allergische Reaktionen zeigt, anzunehmen und zu lieben, sondern in erster Linie, sich selbst und seine eigenen Themen.
Möglicherweise erinnert dich der Baum an eine ablehnende Haltung deiner Person gegenüber.

FÜHLE UND LERNE DADURCH DICH UND DEN BAUM KENNEN. MÖGLICHERWEISE IST ER DEIN SPIEGEL.

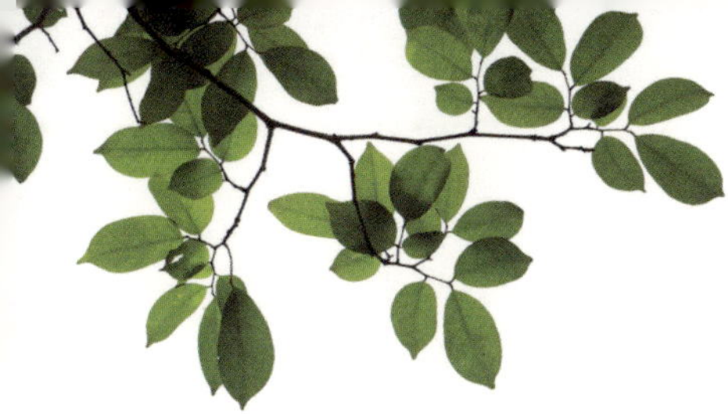

DORT WO DIE GRÖSSTE ABLEHNUNG UND DER GRÖSSTE WIDERSTAND EXISTIEREN, FINDET MEIST DIE INTENSIVSTE HEILUNG STATT.

Voraussetzung ist jedoch, dass du sie annimmst. Durch jede Begegnung mit diesem Baum wird er dir vertrauter. Dein System lernt ihn kennen und nimmt ihn schließlich wie einen alten Bekannten wahr, dem du vertrauen kannst, im Bewusstsein, dass er dir nicht schaden will.
Je mehr du dabei dein Herz öffnen kannst, desto intensiver geschieht dieser Prozess. Er wird beschleunigt durch die Information der Liebe.
Liebe ist immer heilsam.

Durch viele Begegnungen dieser Art lösten sich meine Allergien gegen Pollen bestimmter Bäume auf. Und es geschah Heilung im Innen wie im Außen.
Wichtig ist hier nochmals, dass man sich selbst beobachtet, sich fragt: *Was kann ich mir selbst zutrauen?* und dass man in der pollenfreien Zeit beginnt.
Erst wenn man sich auch in der Pollenflugzeit unter diesen Bäumen wohlfühlt, kann man das ganze Jahr über die Verbindung zu Birke, Erle und Weide aufrechterhalten und womöglich einiges über seine eigenen Probleme und Unklarheiten erfahren und diese aufarbeiten.

Bedanke dich bei deinen neuen Freunden. Nicht sie lehnen dich ab. Es ist dein System, das wieder neu lernen darf, dich selbst und die Bäume anzunehmen und zu lieben.

POLLENKALENDER

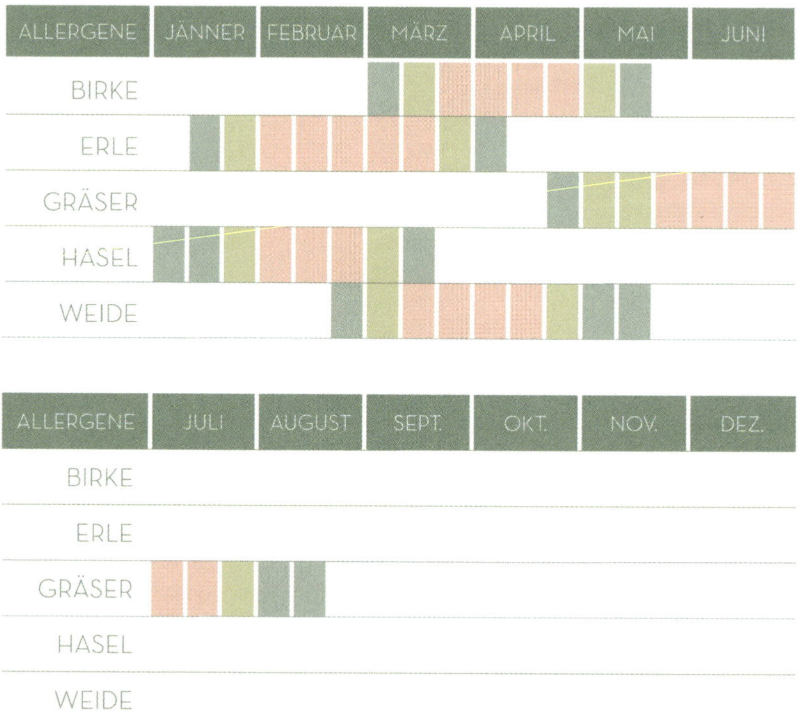

Die Zeiten des Pollenfluges (der Pollenbelastung) sind abhängig von der Region und der Höhenlage deines jeweiligen Standortes.

sporadische Belastung
mäßige Belastung
starke Belastung

Zusammenfassung und Vorgangsweise bei Begegnungen mit Bäumen, mit dem Ziel der Auflösung von allergischen Reaktionen

> Erkenne die Baumarten, bei denen die allergische Reaktion auftaucht (Allergietest und Beobachtung). Stelle den Zeitraum des Pollenflugs der betroffenen Baumarten fest.

> Beginne in der pollenflugfreien Zeit mit Waldspaziergängen, in denen diese Baumart vorkommt. Fokussiere dich in deiner Wahrnehmung auf diese Baumarten und beginne mit ihnen zu arbeiten.

> Nähere dich achtsam, liebevoll und bitte deine geistige Führung und den Geist des Baumes um Informationen, die für dich nützlich sind, sowie um liebevolles Kennenlernen. Wenn du ein gutes Gefühl dabei hast, verwurzle dich und beginne, dich mit deiner Wahrnehmung in den Baum hineinzufühlen. Nimm wahr, was kommt. Wenn Unklarheiten sind, frage einfach, was es zu bedeuten hat.

> Fühle und nimm wahr. Schalte dabei den Verstand und dein Ego aus. Versuche zu spüren, wo die Ursache der Ablehnung deines Systems liegt.

> Wenn du Informationen, Bilder oder sonstige Gefühle als Antwort bekommst, schreib sie dir anschließend auf. Versuche ein liebevolles Bild von dir selbst zu erzeugen, geh damit in den Baum und verbinde dich mit dem Gefühl der Liebe, so lange bis ihr beide eins seid. Vielleicht zeigt dir der Baum deinen eigenen Spiegel, deinen eigenen Baum.

> Bedanke dich bei dem Baum. Wiederhole diese Begegnung, wenn du ein gutes Gefühl dabei hast.

> Wenn du das Gefühl hast, die Allergie verschwindet, probiere die Übung in der Pollenflugzeit. Sei dir deiner eigenen Verantwortung bewusst und entwickle keinen falschen Ehrgeiz.

DAS EGO UND UNSER EMOTIONALKÖRPER

-

Für Menschen, die ihr Leben selbstbestimmt und bewusst leben möchten, ist der Wald der geeignete Ort, um dabei Unterstützung zu bekommen.

ICH HABE DIE ERFAHRUNG GEMACHT, DASS WIR OFT ZWÄNGEN UNTERLIEGEN UND NACH MUSTERN LEBEN, VON DENEN MANCHE VIELLEICHT EINMAL NÜTZLICH WAREN, DIE JETZT ABER ÜBERFLÜSSIG GEWORDEN SIND.

Anders gesagt, unser Ego macht aus uns einen Menschen, der wir gar nicht (mehr) sind. Durch die Stimmung im Wald, durch die sanfte, positive Energie der Bäume wird es einfacher, negative Muster und Zwänge loszulassen.

Das eigene Selbstwertgefühl, das Ego, ist im positiven Sinne eine wichtige Sache für jeden von uns. Wenn ich zum Beispiel sage: „mein Bankkonto, mein tolles Haus, mein schöner Körper, meine wunderbare Frau", dann bin ich stolz auf das, was ***MEIN*** ist – bin stolz auf mich selbst. ***ICH*** bin das Zentrum aller Dinge. Das Ego beschreibt die Abgrenzung von allen anderen, letztlich auch die Abgrenzung von Mutter Natur. Aus meiner Sicht ist es eine Energie, die im Laufe unseres Lebens gehegt, gepflegt und großgezogen wurde – oft nicht zu unserem Besten und oft nicht auf die rechte Weise. Unsere Selbstbezogenheit und Wahrnehmung war uns in verschiedenen Situationen, in denen es um Durchsetzung, Wettkampf, ja ums Überleben ging, nützlich.

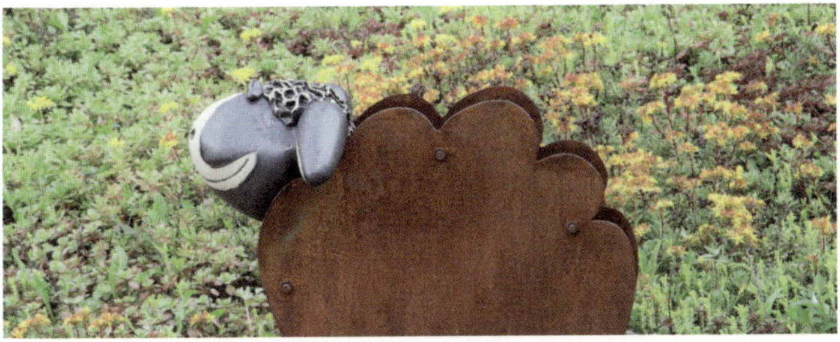

Weniger konstruktiv ist es jedoch, wenn wir dem Ego, der Ichbezogenheit, zu viel Freiraum geben. Das Ego möchte dann immer mehr. Als Kind probierten wir und loteten schon unsere Grenzen aus, das ist menschlich. Bereits als Kinder übernehmen wir von unseren Bezugspersonen unbewusst deren Ängste und Verhaltensweisen. Irgendwann werden sie dann zu unseren eigenen Zwängen.

Als Kind nimmt man alle Eindrücke auf und bastelt sich daraus vielleicht eine falsche Vorstellung des eigenen Selbst, die genährt wird, bis man erwachsen ist. Dies geschieht völlig unbewusst. Aussagen wie: „Ich werde nie so sein wie mein Vater oder meine Mutter", sind oft reine Wortspenden, denn zum Teil sind wir bereits so wie Vater oder Mutter.

Die Kunst ist es, die Kontrolle über diese persönlichkeitsbezogene Energie = das eigene Ego, zu behalten.

WIR MENSCHEN SIND MEHR ALS NUR UNSER PHYSISCHER KÖRPER MIT SEINEN ZWEI BEINEN UND ARMEN, DEM KOPF UND DEM LEIB.

In den alten Weisheitslehren, in fast allen Religionen, in der Anthroposophie und heute auch der Psychologie spricht man von unseren zusätzlichen Energiekörpern, die unsichtbar, aber doch vorhanden sind.

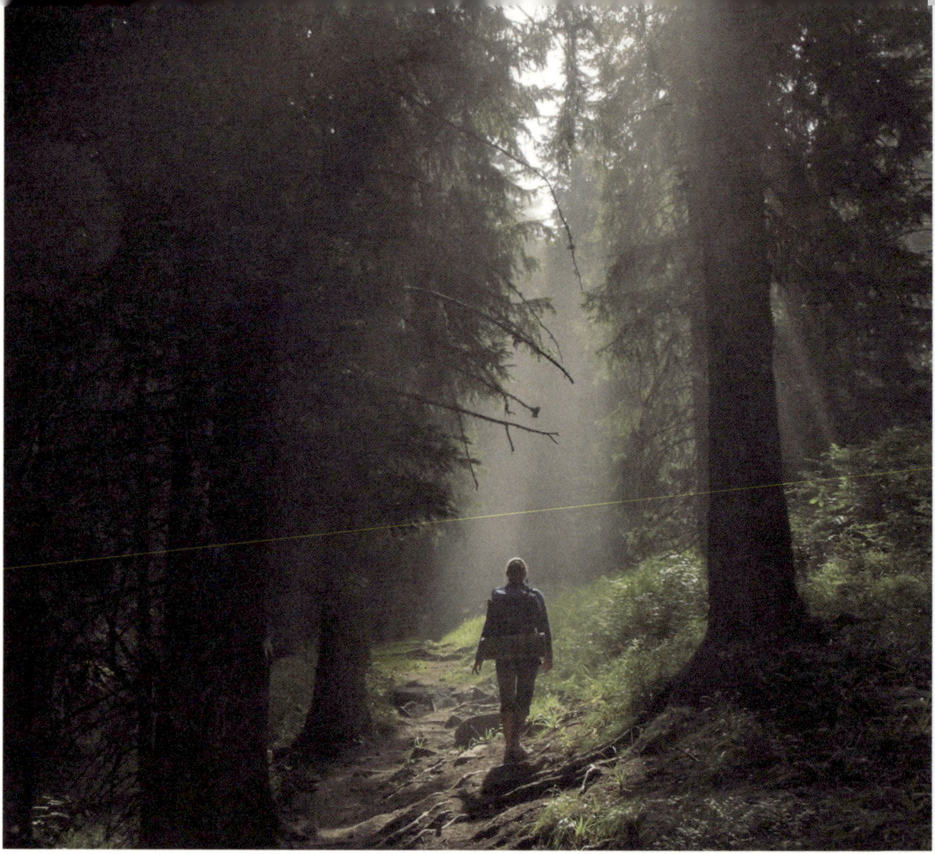

GENAUSO, WIE DER SICHTBARE KÖRPER DIE SPUREN VON Z. B. UNFÄLLEN, ERKRANKUNGEN ODER OPERATIONEN TRÄGT, SIND IM EMOTIONALKÖRPER ALL UNSERE GEFÜHLE UND INFORMATIONEN ÜBER DEREN AUSLÖSER ABGESPEICHERT.

Es ist jene Ebene, wo wir verschiedene Emotionen und Befindlichkeiten wahrnehmen. Ab einem gewissen kritischen Zustand unseres Selbst beginnt sich unser Emotionalkörper aus der Energie des Egos zu nähren.

Das kann, wenn wir unter großen Ängsten oder Problemen leiden, einen stark negativen Kreislauf auslösen. Der Emotionalkörper beginnt ein Eigenleben zu entwickeln, er wird unersättlich und will immer mehr und immer extremere Gefühle.

EGAL OB ES EIFERSUCHTSANFÄLLE, KONTROLLSUCHT, PUTZZWÄNGE ODER ESSSTÖRUNGEN SIND, DAS EGO FÖRDERT DIESE GEFÜHLE, DER EMOTIONALKÖRPER NIMMT SIE AUF. JE GRÖSSER DIE ANGST, DER ZWANG, DESTO GRÖSSER IST DIE ENERGIE, DIE WIR IHM ZUFÜHREN.

Er hat jedoch Angst, als unguter Teil unseres Selbst erkannt zu werden, dies deshalb, weil wir alle ursprünglich ja darauf ausgerichtet sind, in einer Einheit von Körper, Geist und Seele zu leben – unser Prinzip ist die Liebe. Durch negative Gedanken, destruktive Lebensweise und Ängste bekommt der Energiekörper aber Nahrungsnachschub in Form von negativer Energie, die positive Energie wie zum Beispiel Liebe wird verdrängt. Je größer das Ego (nicht umsonst ist der Egoismus aus diesem Wort abgeleitet) desto schwieriger wird es für einen Menschen, vor allem, wenn er sich bereits an seine Negativhaltung gewöhnt hat.
Ist genug Nahrung da, beruhigt sich der Emotionalkörper, der mittlerweile eigentlich ein Destruktivkörper geworden ist, wieder.
Nach einiger Zeit schreit er wieder nach Nahrung. Es werden die Zwänge, Ängste, negativen Gedanken hochgefahren. Streit, Neid, Missgunst liebt er und er ernährt sich von ihnen. Alles ist ungerecht, keiner liebt mich, sind solche Nahrungslieferanten.

Wer solche Tendenzen an sich erkennt, hat Arbeit vor sich, wenn er glücklich sein will.
Ich nehme solche Menschen als jene mit einer starken kopflastigen Energie wahr. Sie sind friedlich, solange ihre Bedürfnisse befriedigt werden und alles nach Plan verläuft. „Alles hört auf mein Kommando!“

Ein Problem kann es werden, wenn nach der gedanklichen und emotionalen negativen Spirale die physische Gewalt beginnt. Partner, die in Abhängigkeit voneinander leben, obwohl psychische und physische Gewalt im Spiel ist, könnten solche Beispiele sein. „Ich kann ohne dich nicht sein, aber auch mit dir kann ich nicht sein!" Hier ist der Austausch von „Hassliebe", also negativer Emotionen, besonders gut zu beobachten. In Wirklichkeit nähren beide ihre negativen Emotionalkörper.
Wäre es ihnen bewusst, welches Spiel sie treiben, würde sich einiges ändern. Vor dieser Entdeckung hat der Emotionalkörper jedoch große Angst, denn er will nicht erkannt werden, da es um seine eigene Existenz geht.

ES GEHÖRT ZU UNSEREN WICHTIGSTEN AUFGABEN ALS MENSCHEN, MIT DER AUFARBEITUNG DER EIGENEN ÄNGSTE UND ZWÄNGE AUS DEM UNBEWUSSTEN DESTRUKTIVEN EINEN BEWUSSTEN, LIEBEVOLLEN ENERGIEKÖRPER ZU MACHEN, DER DIE ALTEN GEFÜHLSMUSTER DURCHBRICHT.

Bewusstheit schafft die Basis für Heilarbeit und beendet den lähmenden Kreislauf der negativen Energien. Wer mit einem körperlichen Training beginnt, hat wahrscheinlich am Anfang einen Muskelkater. Genauso funktioniert es auf der Gefühlsebene. Zu Beginn werden noch verschiedene Ängste und Argumente des Egos entgegengesetzt.

„Wie soll ich das schaffen?
Alleine bin ich nichts!
Du wirst schon sehen, wie weit du damit kommst!"

Gedanken bis zur Todesangst können durch unser bedrohtes Ego aufkommen, denn unser gefühlsmäßiges Selbst ist sehr einfallsreich und skrupellos, wenn Änderungen anstehen.
Wenn du dir dieser Tatsache bewusst bist, dich nicht mehr selbst manipulieren möchtest und die im Buch angeführten Übungen regelmäßig durchführst, so wird sich möglicherweise Folgendes ereignen:
Dein destruktiver Emotionalkörper wird sich Stück für Stück in einen bewussten Emotionalkörper umwandeln. Das ist ziemlich wichtig, denn nur dann ist die Seele mit den höheren Energien (du kannst auch Gott dazu sagen) verbunden.

Nach einiger Zeit, wenn du Abläufe erkannt hast, bist du nicht mehr manipulierbar, du steigst aus der negativen Spirale aus. Besonders beim beliebten Opfer-Täter-Spiel ist dies zu beobachten.
Wenn das Opfer nicht mehr mitspielt und die Situation erkennt, hat der Täter ausgespielt. Aber es gibt auch keine Ausrede mehr für das Opfer.

DIE VERSCHIEDENEN ÜBUNGEN IM WALD, DIE ICH DIR ZEIGE, SIND BESTENS GEEIGNET, UM WIEDER IN EIN LIEBEVOLLES BEWUSSTSEIN ZU KOMMEN.

Meine eigenen Beobachtungen, die ich im Laufe meines Lebens im Umgang mit Menschen machte, haben dies immer wieder bekräftigt. Dafür gibt es keine wissenschaftlichen Bestätigungen, aber jede Menge Erfahrungswissen.

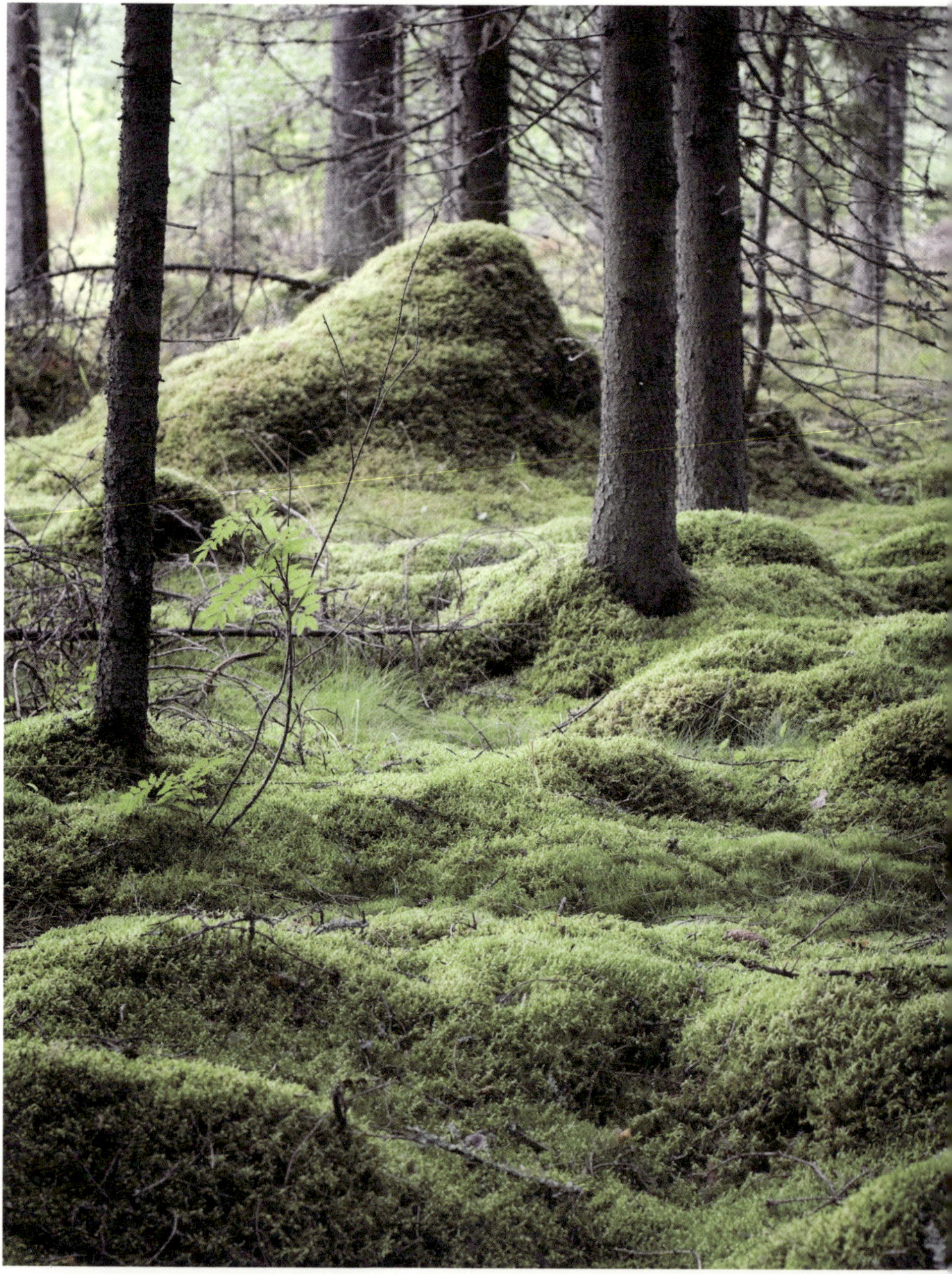

WIE WERDE ICH LANGWIERIGE MUSTER UND ANHAFTUNGEN LOS?

-

Es gibt Verhaltensmuster und destruktive Energien, die man schon sehr lange in sich trägt. Sie können selbst erzeugt oder wie in vielen Fällen von den Eltern übernommen sein. Jedenfalls hast du sie irgendwann zu deinen eigenen Energien gemacht, die über dein Tun und Denken herrschen. Das Problem dabei ist jedoch, dass jede Handlung, diese Zwänge und Energien loszuwerden, sofort eine Gegenreaktion hervorruft. Die Energie oder das Muster wollen weiterexistieren.

Wenn du dich mithilfe des Waldes von diesen angelernten Mustern lösen willst, versuche folgende Schritte:

› Suche dir einen ruhigen, geeigneten Platz, um dein Vorhaben durchzuführen, am besten in Begleitung eines guten Freundes, der dich hilfreich führt und unterstützt.

› Entschließe dich nochmals mit festem Willen und den laut ausgesprochenen Worten: *Ich werde jetzt die Ursache meines Problems erkunden und auflösen. Ich möchte wieder frei von all diesen Belastungen und Zwängen sein.*

Bitte deine spirituellen Führer (Schutzengel, Geistführer, Krafttiere, Geist der Bäume und Pflanzen) um Schutz und Führung, damit das Beste für dich und alle Beteiligten geschehe.

› **Beginne nun kräftig und tief zu atmen.** Verwurzle und verbinde dich mit Mutter Erde und dem Waldort.

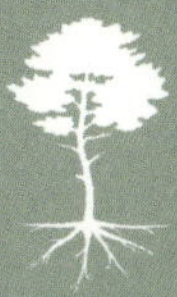

› Atme tiefer und tiefer. Bewege dich dabei. Spüre deine körperlichen und sonstigen Verspannungen.
Sprich: *Ich lasse alles los, was mich manipuliert und von der Wahrheit ablenkt!*
Fühle in deinen Körper. Atme und bewege dich dabei! Lass alles los, was hochkommt. Übergib es Mutter Erde. Leite es aus, über deine Hände, Wurzeln, Chakren … wo du das Gefühl hast, dass es fließt.

› **Wenn Wut, Zorn, Enttäuschung oder was immer hochkommt, schüttle es raus.** Du kannst dich auch niedersetzen oder auf den Waldboden legen, wenn du das Gefühl hast, so besser ausleiten zu können und der Erde näher zu sein. Bitte die Pflanzen und Naturwesen, deine Engel und Geistführer, dich bei der Lösung deiner Muster zu unterstützen. Je tiefer die Verbindung, je mehr du loslassen kannst, desto freier wirst du von deinen eigenen Manipulationen und allem was dich von der Wahrheit ablenkt. Wenn ein Gefühl der Leichtigkeit in Kopf und Körper zu spüren ist, dann kannst du mit der eigentlichen Arbeit beginnen.

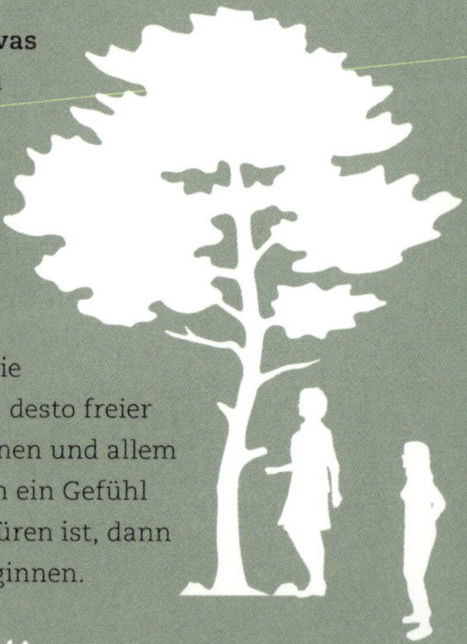

› *FINDE UND ERKENNE DEIN THEMA.*
Bitte deine spirituellen Führer, dass du das Thema, welches dich wirklich belastet, erkennen darfst, wie auch dessen Hintergründe! Frage nach, wenn es Unklarheiten gibt. Bitte um Verbindung zu deiner geistigen Führung. Atme bewusst.

Diese Arbeit kann sowohl an einem Baum oder an einem sonstigen geeigneten Ort im Wald durchgeführt werden. Felsen, Steine, Bachufer oder andere inspirierende, ruhige Plätze, wo du zur Wahrheit kommen kannst, gibt es viele.

› ATME TIEF. FÜHLE DIE ANTWORT.
ES SIND MEIST NUR KURZE SEQUENZEN ODER BILDER. SIE SIND AUF EINMAL DA.

Hinterfrage sie nicht. Nimm sie an und schreib sie hinterher auf. Wenn du eine Antwort hast, kannst du jetzt damit arbeiten.

Betrachten wir einen oft in meiner Praxis vorkommenden Fall.
Jemand hat immer wieder unkontrollierte Heißhungerattacken nach Süßem, deren Ursache ihm unbekannt ist.
Als er sich durch die Übungen im Wald mit seinem feinstofflichen Körper (Energiekörper und Chakren) verbindet, bekommt er die Antwort:
Deine Sucht nach Süßem ist Ersatz für mangelnde Lebensfreude!

Der nächste Schritt ist, diese Wahrheit anzunehmen, sich selbst zu vergeben und durch Transformation seine Verhaltensweise zu verändern. Wissen allein genügt nicht und ändert nichts.

DIE ÄNDERUNG LIEGT IMMER IM TUN.

Hierfür gibt es ein wirkungsvolles Ritual, das sich **Herzintegration** nennt. Sinn dieses Rituals ist es, die Wahrheit hinter seinem Thema zu erkennen, anzunehmen, zu vergeben und über sein Herz zu transformieren.
Sprich die Worte des Rituals laut aus. Sie sollten nicht aus dem Kopf, sondern aus dem und über das geöffnete Herz gesprochen werden. Nur über das Herz erzielt das Ritual seine Wirkung.

HERZINTEGRATION DEINES THEMAS

(nach Kurt Zyprian Hörman*)

› **Setz dich auf einen Stein, Felsen, Waldboden oder unter einen Baum.** Suche dir einfach einen geeigneten Platz. Verbinde dich wieder mit deinen spirituellen Führern und deiner Umgebung. Bitte um Schutz und Führung, damit dein Thema über die Herzintegration geheilt werden darf.

Erinnere dich:

DAS THEMA WAR SUCHT NACH SÜSSEM, ALSO EINE UNKONTROLLIERTE ESSSTÖRUNG, AUSGELÖST DURCH MANGELNDE LEBENSFREUDE.

› **Verschränke nun deine Arme vor deiner Brust, sodass die Fingerspitzen leicht die Oberarme berühren.**
Tippe mit deinen Fingern leicht auf deine Oberarme, während du folgende Worte laut sprichst (Thema ist nur beispielhaft und wird durch dein eigenes ersetzt):

Ich höre, sehe und fühle: (erkennen)
(*Thema*) meine Sucht nach Süßem und meine mangelnde Lebensfreude. Gleichzeitig bin ich in Liebe und ich korrigiere.

Ich segne: (annehmen)
(*Thema*) meine Sucht nach Süßem und meine mangelnde Lebensfreude. Gleichzeitig bin ich in Liebe und ich korrigiere.

Ich nehme: (vergeben)
(*Thema*) meine Sucht nach Süßem und meine mangelnde Lebensfreude dankbar an und ich vergebe mir und allen Beteiligten!

---

* Begründer der MFL-Methode (Lesen im morphischen Feld)

Ich gebe: (Transformieren)
(*Thema*) meiner Sucht nach Süßem und meiner mangelnden Lebensfreude einen Platz in meinem Herzen zur Heilung.

› Nach dieser Transformation des Themas sollten **positive Affirmationen** zur Heilung integriert werden, damit keine Leere entsteht. Sprich deshalb weiter und überlege dir, was du zu deiner Heilung integrieren möchtest.

Z. B.: *Ich bin, wie ich bin, von Gott gewollt, geliebt, frei von Süchten und voller Lebensfreude!*
Ich sage ja zu mir und meinem Leben! Danke, dass ich das Leben und die Freude in mir wieder spüren darf.

Versuche dabei diese Worte mit offenem Herzen zu fühlen. Verbinde dich mit deiner Umgebung. Fühle den Wald, die Pflanzen und Bäume. Lasse die Sonne in dein Herz und fühle die Freude. **Atme und fühle, wie du mit allem verbunden bist.** Fühle das pulsierende Leben in dir und um dich.

Bleibe anschließend noch einige Zeit an deinem Platz und lasse das Ritual wirken. Wenn du das Gefühl hast, beim ersten Mal noch nicht die optimale Wirkung erzielt zu haben, so wiederhole es noch einmal.
Einfacher ist es, wenn du einen Begleiter hast, der dir die Worte vorspricht. Du kannst dich dadurch besser auf deine Aufgabe konzentrieren und tiefer in dein Thema, dein Herz und deine Wahrheit gehen.

Wie gesagt, setze dein eigenes Thema ein. Lasse zu, was kommt, und du wirst über die Wirkung erstaunt sein. Bedanke dich anschließend bei deinen spirituellen Führern, den Bäumen und Pflanzen, die dich unterstützt haben.

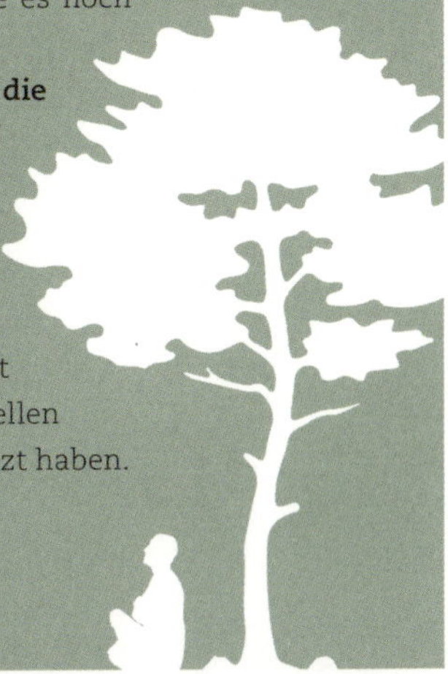

ENERGETISCHE AUFRICHTUNG

Ich möchte nun anhand einer weiteren Möglichkeit zeigen, wie man durch Heilarbeit im Wald anderen und sich selbst helfen kann.
Vor allem für Menschen, die in ein Tief gefallen sind, ist diese Übung gut geeignet.

› **Such dir einen geeigneten, ruhigen Platz im Wald und einen ebensolchen Baum.** Eine Kiefer oder Buche wäre günstig. Die Kiefer wegen ihrer besonderen Verbindung zwischen Himmel und Erde. Die Buche oder Eiche wegen ihrer Stabilität, Kraft und Stärke.

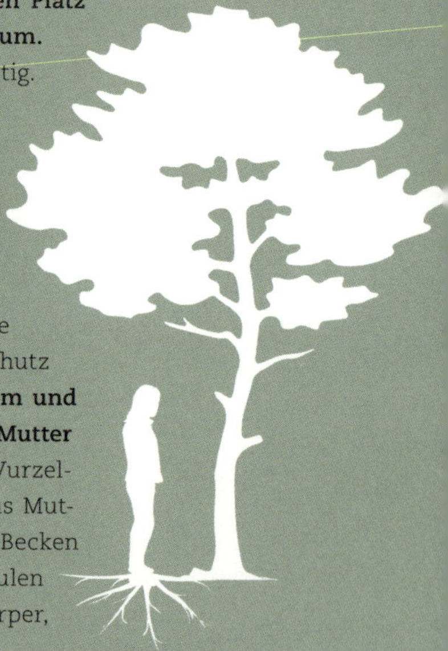

› Nachdem du wie üblich den Baum um Verbindung gebeten hast, bitte auch deine geistigen Helfer um Schutz und Führung. **Stell dich vor den Baum und verwurzle dich in Gedanken mit Mutter Erde.** Lasse Wurzeln aus deinem Wurzelchakra wachsen. Stell dir vor, wie aus Mutter Erde durch deine Beine, über dein Becken und deinen Schultern zwei Energiesäulen wachsen. Sie durchdringen deinen Körper, um dich nach oben zu verbinden.

› Weiters verbindet dich eine dritte Säule aus der Erde, über dein Wurzelchakra, durch deine Wirbelsäule. Sie tritt über dein Kronenchakra nach oben aus. Das ist deine Verbindung zum Himmel, deine geistige Anbindung.

› Ebenso stellst du dir zur gleichen Zeit vor, wie du durch die beiden Säulen, die durch deine linke und rechte Körperseite emporsteigen, regelrecht emporgehoben und aufgerichtet wirst. **Spüre deine körperliche Aufrichtung und die deiner Wirbelsäule.** Gib dir gleichzeitig den Raum, den du für dich brauchst. Fühle deine Größe. Fühle deine Stärke. Fühle deine Präsenz. Sei wie der Baum vor dir, stark verwurzelt mit der Verbindung über die Krone zum Himmel.

› Atme dabei intensiv und spüre dich und deine Umgebung, bis du das Gefühl der bestmöglichen Aufrichtung deines gesamten Körpers hast.

Diese Übung ist für deinen Selbstwert sehr gut. Speziell Menschen, die oft meditieren oder spirituell arbeiten, vergessen manchmal die Verbindung zu Mutter Erde. Sie laufen dadurch Gefahr, an den Dingen des Alltags zu scheitern. Ich nenne es Wolke-Sieben-Spiritualität.

JE BESSER DU MIT DER ERDE VERBUNDEN BIST, DESTO STABILER STEHST DU IM TÄGLICHEN LEBEN.

Eine dafür gut geeignete Meditation möchte ich dir anschließend empfehlen. Sie hilft dir, die Verbindung zum Leben und zur Erde zu vertiefen.

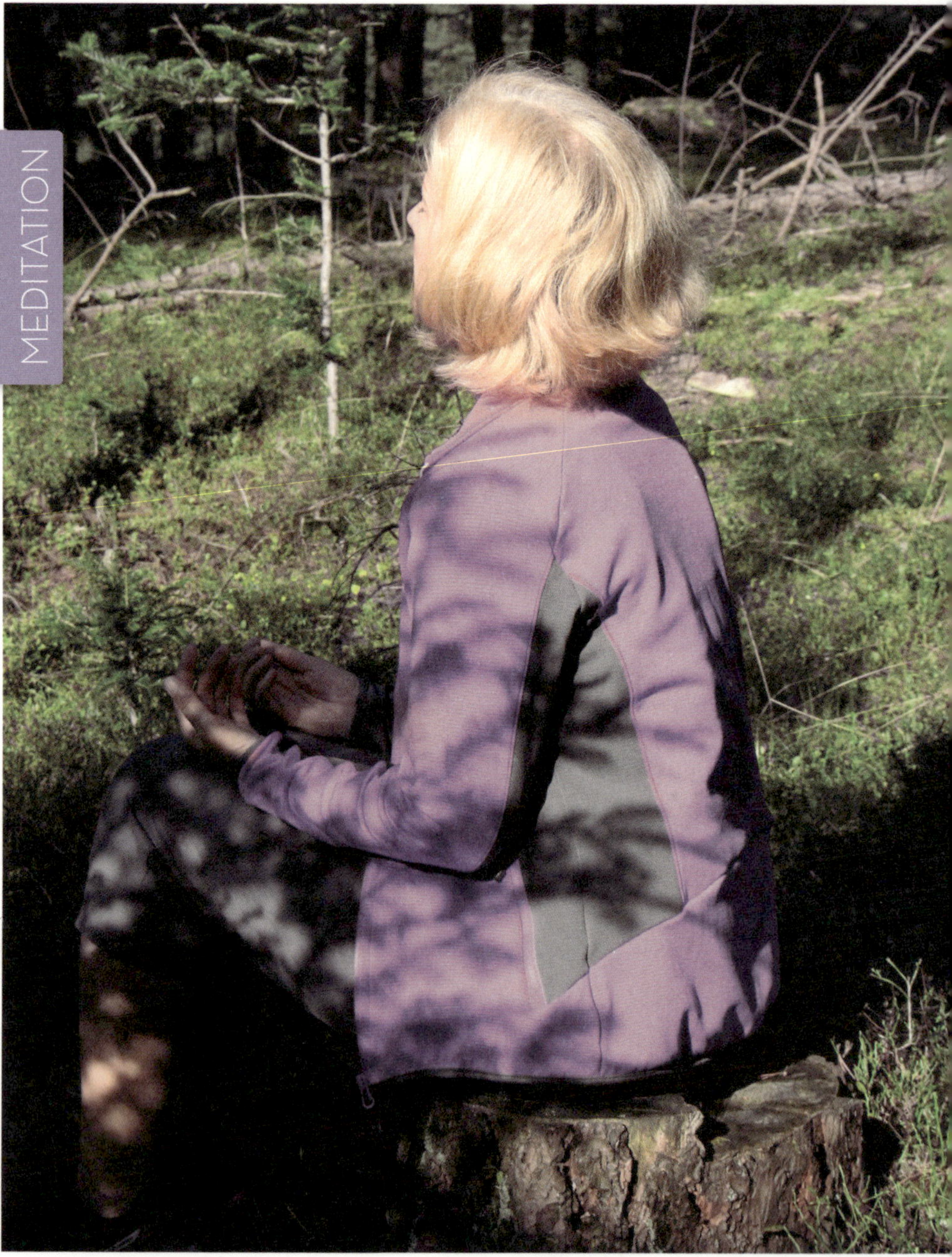

MEDITATION

VERBINDUNG MIT MUTTER ERDE

-

Speziell für die Aktivierung des Wurzelchakras geeignet
Wir beginnen, indem wir mit beiden Beinen etwa hüftbreit am Boden stehen und bewusst atmen. Wir atmen intensiv in unseren Bauch und in den Bereich des Wurzelchakras.

Verwurzle dich mit Mutter Erde. Die Wurzeln wachsen aus deinen Beinen und aus deinem Wurzelchakra. Sie wachsen tiefer und tiefer in Richtung Mutter Erde. Atme dabei tief und bewusst.

Aus deinem Wurzelchakra, das sich mehr und mehr öffnet, wachsen rote Fäden. Sie verbinden sich mit Mutter Erde.
Rote Fäden verbinden sich mit Mutter Erde.

Bitte um Verbindung mit dem Engel des Lebens über dein Wurzelchakra. Es ist die Verbindung zu deiner Lebensenergie. Sie steigt empor aus Mutter Erde über dein Wurzelchakra. Rote Fäden verbinden dich mit Mutter Erde.

Nimm ihn wahr, den Engel des Lebens.
Atme deine Lebensenergie, die Verbindung zu Mutter Erde.
Atme tief über deine Wurzeln, spüre die roten Fäden,
deine Verbindung zum Wurzelchakra.

Sprich: Danke, dass ich den Engel des Lebens, meine Lebensenergie, spüren darf. (Stell dir vor, wie der Engel des Lebens in dir emporsteigt!)

Ich danke dem Vater, dass er mir den Engel des Lebens geschenkt hat. Vater, du hast mir den Engel des Lebens eingehaucht.

Engel des Lebens, ich will dich spüren, spüren in meinem Blut. Ich will dich spüren in meinen Knochen, auf meiner Haut. Ich will dich spüren in all meinen Organen, in meinen Augen und Ohren. Ich will dich spüren in meinem gesamten Sein. Engel des Lebens, du bist überall. Du bist in der Nahrung, die ich zu mir nehme. Du bist in der Luft, im Wasser, in der Erde und im Feuer.

Ich spüre dich, Engel des Lebens. Ich öffne mich deiner Kraft und deiner Liebe mit reinem Herzen. Ich erkenne und spüre „Alles ist Leben!". Der Duft der Blumen ist Leben. Der Tau am Morgen ist Leben. Die Berge sind Leben. Der Flug des Adlers ist Leben. Alles ist Leben.

Ich bin verbunden mit allem, was Leben ist. Ich danke dir, Gott, für den Engel des Lebens, im Innen wie im Außen. Ich bin umgeben von Lebensenergie. Ich bin dankbar und achte dich jeden Tag, Engel des Lebens. Gott sei in mir. Ich will mich nähren an der Christusenergie, der heilenden Energie von Mutter Erde. Danke, Engel des Lebens, dass ich wieder Mutter Erde und mich selbst spüren darf. So sei es!

Spüre nun die Verbindung, wie du jetzt fest mit beiden Beinen am Boden stehst. Komm langsam wieder im Hier und Jetzt an. Wenn du diese Meditation regelmäßig, am besten im Freien, eventuell barfuß machst, so wird deine Erdung immer intensiver.

Du kannst auch eine Wurzelchakra-Räucherung zur Meditation durchführen.

WURZELCHAKRA RÄUCHERUNG

-

EINE GUTE VORBEREITUNG FÜR DIESE MEDITATION BZW. ALLE ARBEITEN IM BEREICH DES WURZELCHAKRAS, IST EINE WURZELCHAKRA-RÄUCHERUNG.

Man nimmt dazu etwas Myrrhe, Sandelholz und ein wenig Drachenblut*, eine geeignete Räucherschale und Räucherkohle.
Auf die glühende Kohle werden dann die Räucherstoffe gegeben.
Die Räucherung kann vor oder während der Meditation vorgenommen werden. Wenn diese Räucherung im Wald durchgeführt wird, ist jedoch wegen der Waldbrandgefahr durch die glühende Kohle höchste Vorsicht geboten. Anschließend in Wasser löschen.

* Räuchermittel aus den Harzen der Drachenpalme; erhältlich z. B. auf www.bitto.at

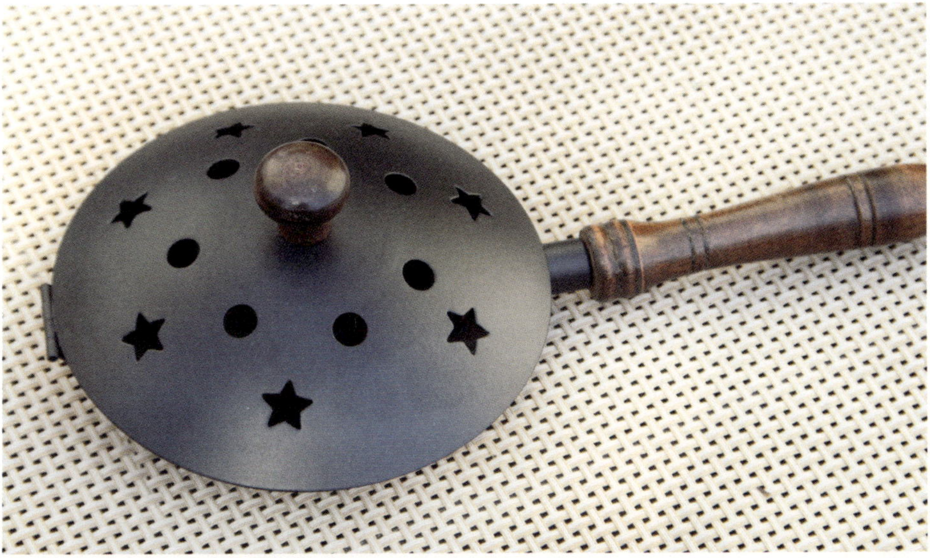

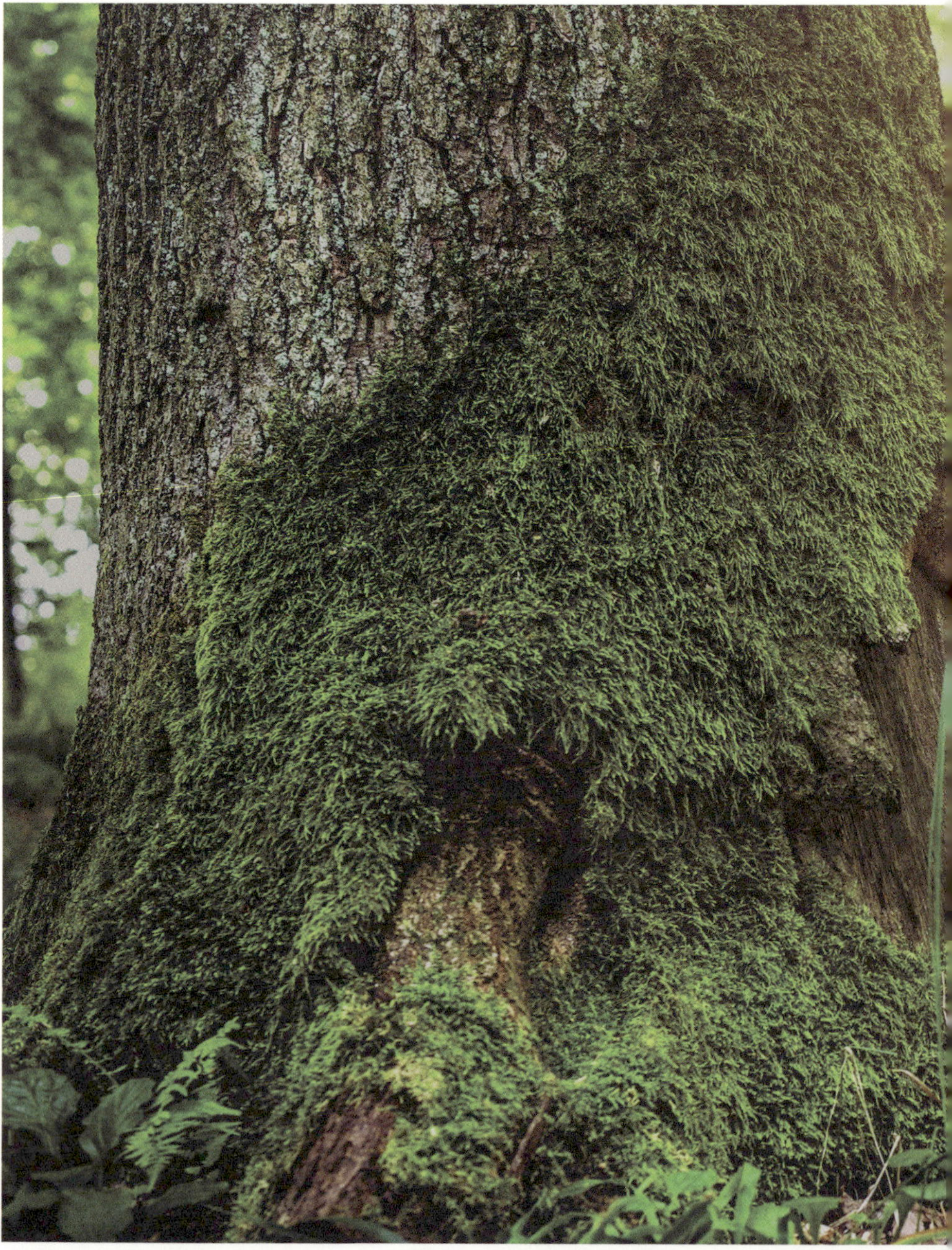

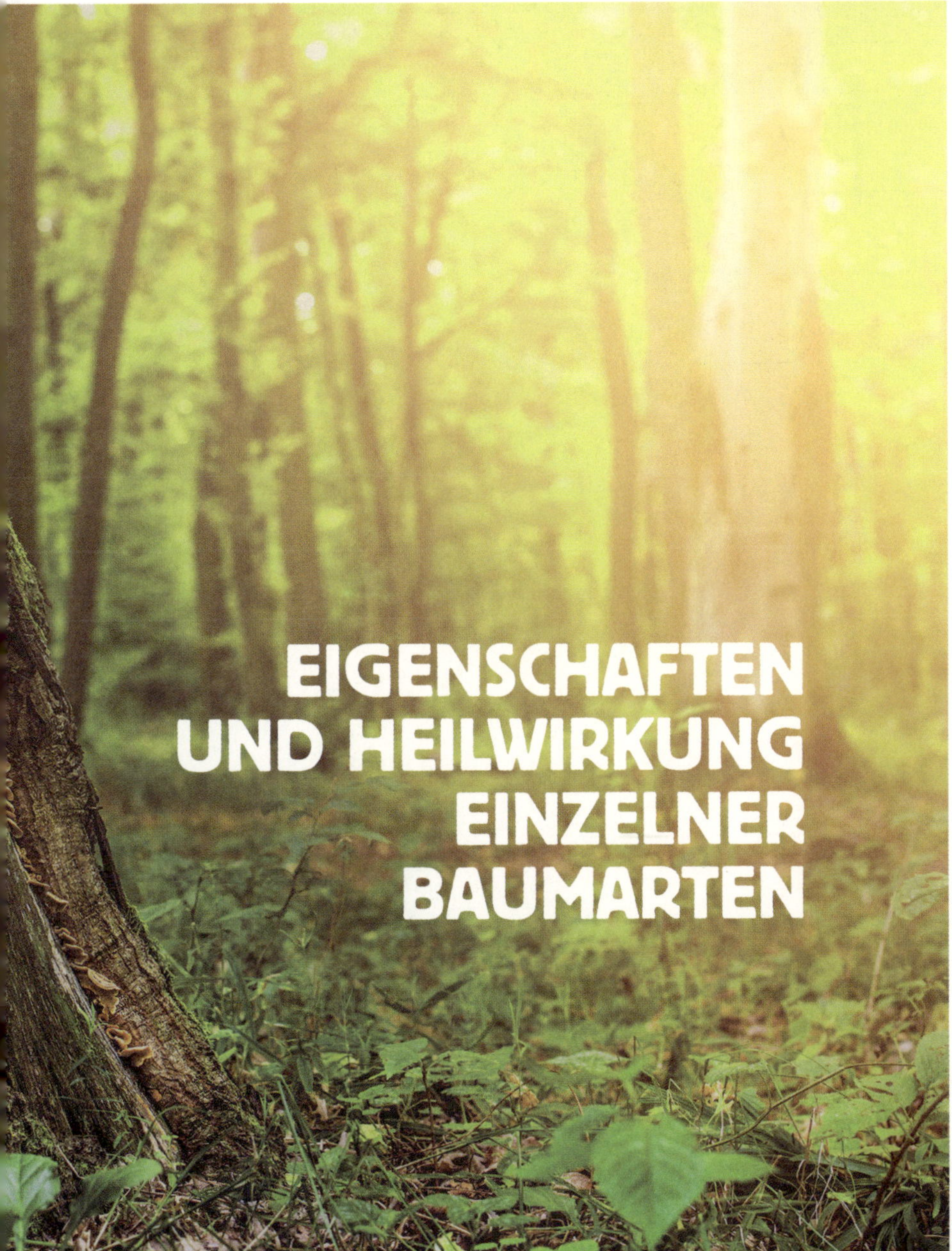

EIGENSCHAFTEN UND HEILWIRKUNG EINZELNER BAUMARTEN

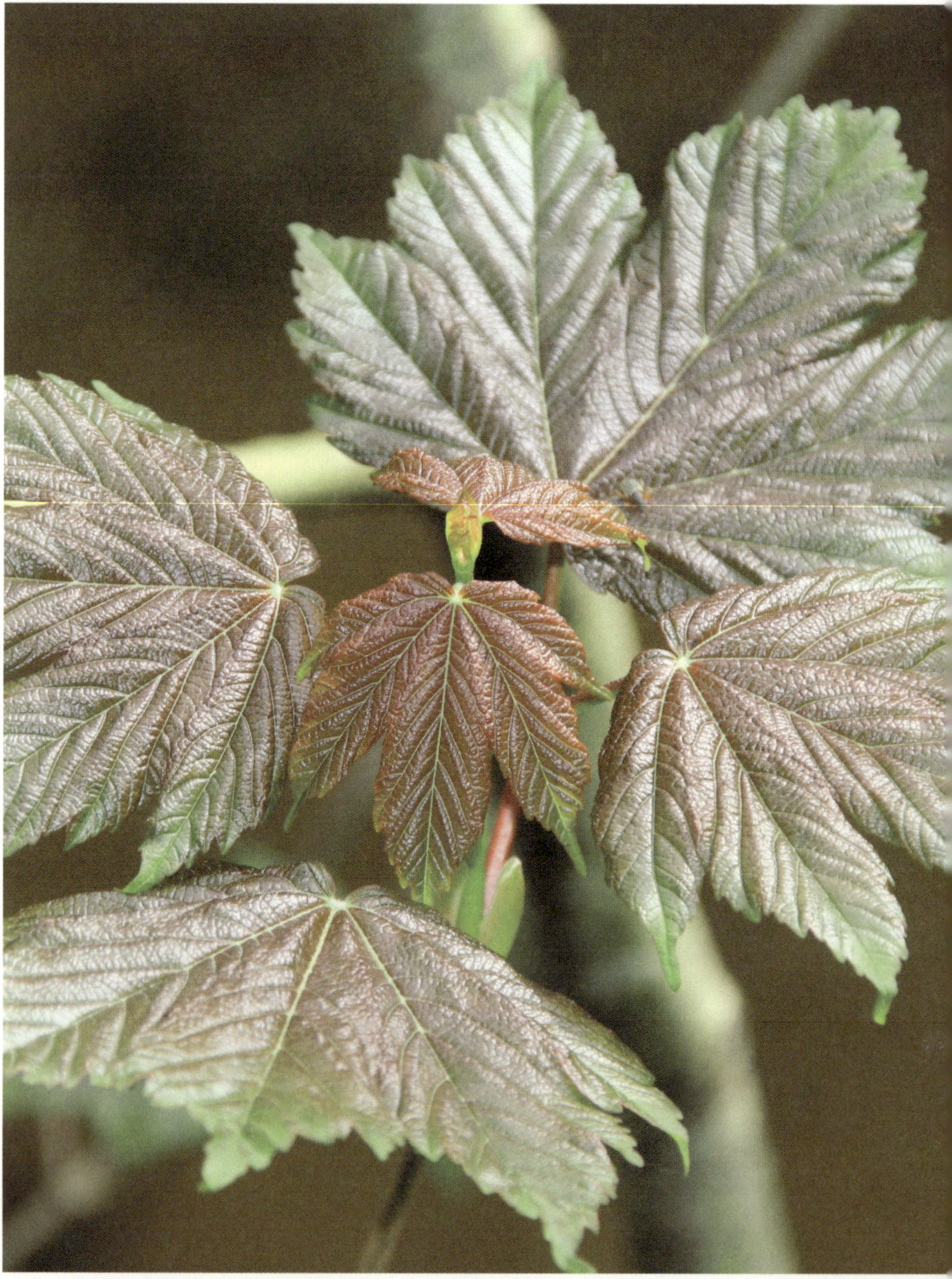

AHORN

ER STEHT FÜR FREUDE UND LEBENSLUST!

-

ER HILFT DIR DABEI, DIESE BEI DEPRESSIVEN VERSTIMMUNGEN WIEDERZUERLANGEN.

Die diesem Baum innewohnende Information von Tatkraft und Aufbruchstimmung sollte dir dabei ebenfalls behilflich sein.
Der Ahorn ist auch gerne bereit, deine Altlasten aufzunehmen, wenn du sie loslässt und sie ihm übergibst.
Ahornsirup ist reich an Vitamin C und daher besonders für die Wintermonate geeignet.

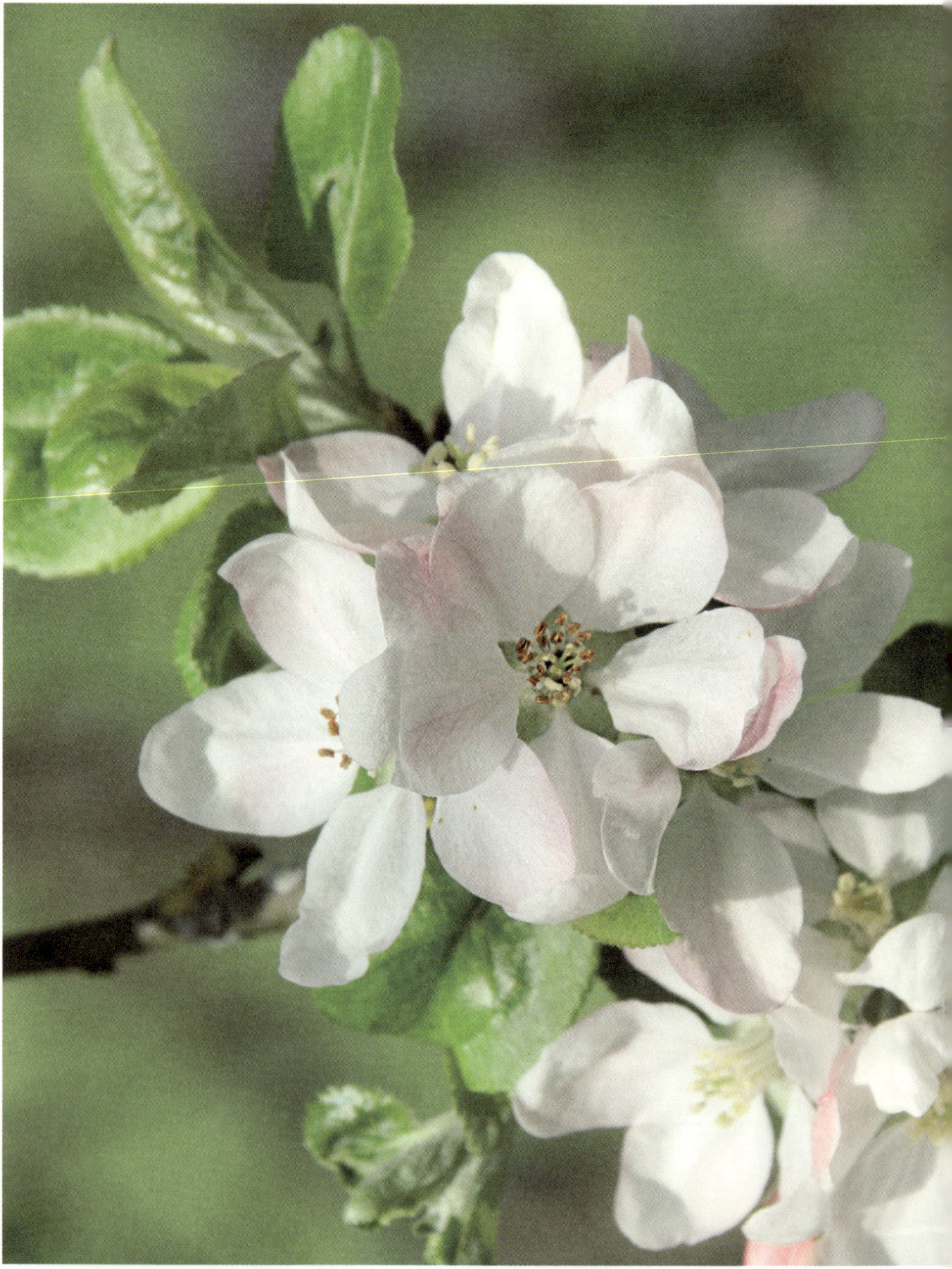

APFELBAUM

ER STEHT DAFÜR, DIE WAHRHEIT ZU ERKENNEN.

-

EBENSO STEHT ER FÜR LIEBE UND LEIDENSCHAFT.

Er steht auch für Vollkommenheit, denn er trägt alle wichtigen komplexen Verbindungen in sich.
Heilsame Wirkung wird ihm bei verschiedenen psychischen Belastungen nachgesagt.
Die gesamte Wirkung seiner Frucht als optimales Nahrungsmittel ist hinlänglich bekannt. Er wirkt ebenfalls heilend bei verschiedenen Magen- und Darmerkrankungen.

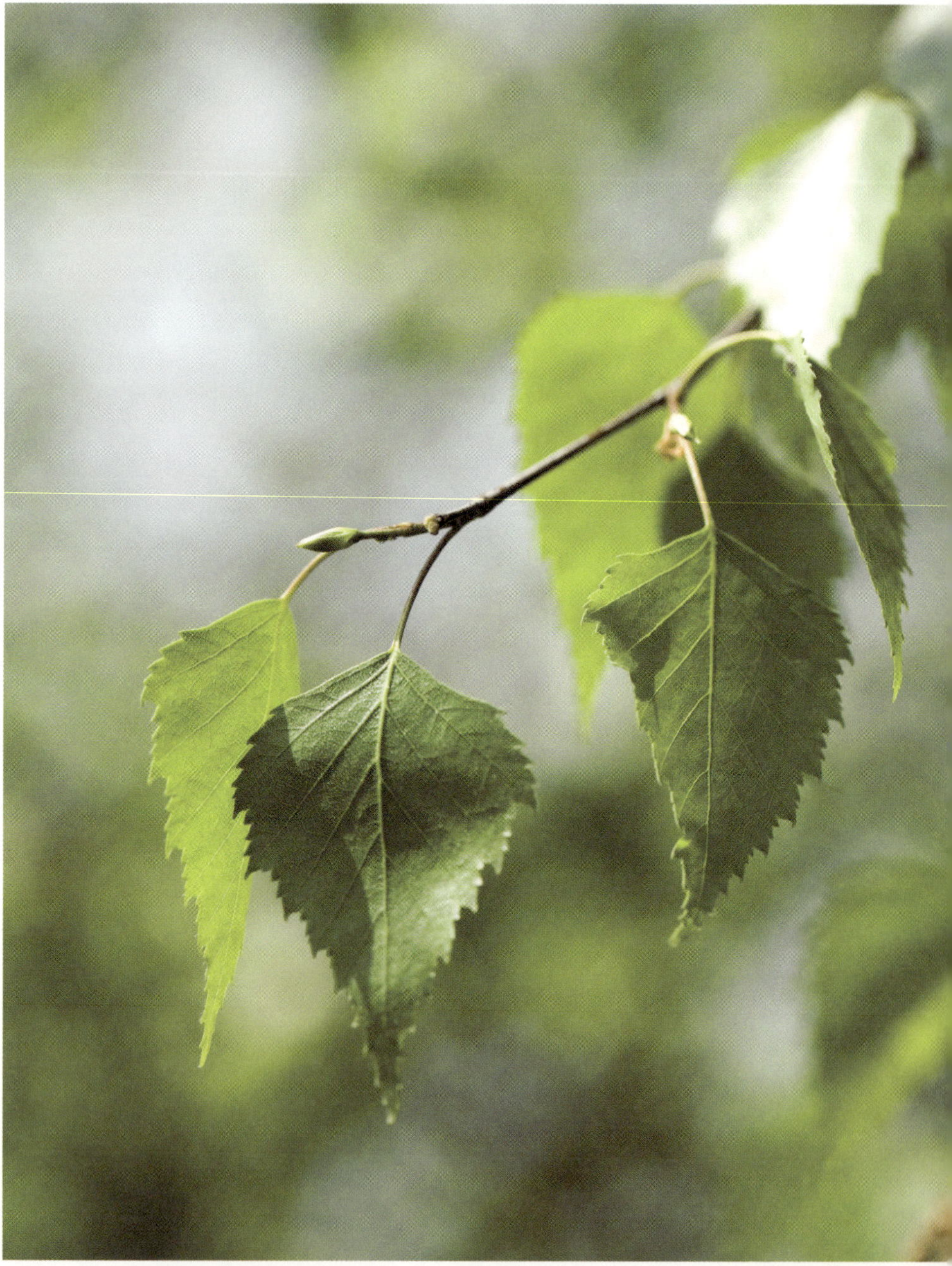

BIRKE

SIE HILFT DIR, DEIN HERZ ZU ÖFFNEN.

-

UND DIE EIGENE INNERE UND ÄUSSERE SCHÖNHEIT ZU ENTDECKEN (WICHTIG NACH SEELISCHEN VERLETZUNGEN).

Im energetischen Bereich gilt sie als Schutzpflanze vor negativen Energien.

Die Birke ist als altes Heilmittel für Blutreinigung und Wundheilung bekannt. Als Heilpflanze ist sie speziell bei Erkrankungen im Bereich Galle, Blase und Niere hilfreich.

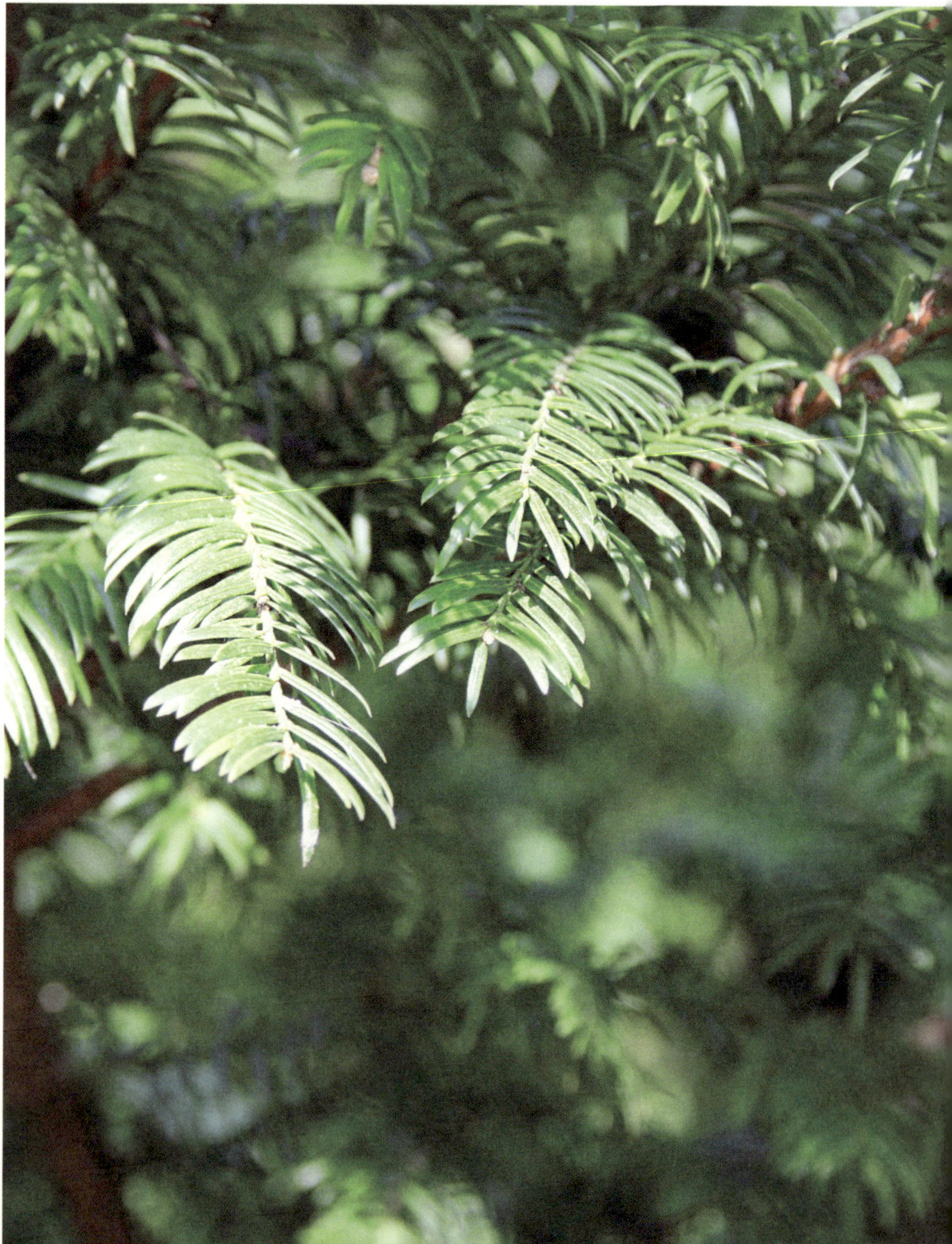

EIBE

IM BEREICH DER GEISTHEILUNG UND IN DER SCHAMANISCHEN TRADITION STEHT DIE EIBE FÜR **TRANSFORMATION**.

-

SIE STEHT AN DER GRENZE ODER ALS BRÜCKE ZWISCHEN LEBEN UND TOD.

Die Verbindung zu den Ahnen ist über sie zu erreichen. Sie ist bestens dazu geeignet, deine Schattenseiten zu erkennen, diese anzunehmen und aufzulösen. Wichtig dabei ist immer, sich selbst und den Beteiligten zu vergeben.
Sie hilft dir auch dabei, die Sonne wieder in dein Herz zu lassen und damit die Schatten, vor allem die eigenen, aufzulösen.
Vorsicht! Die meisten Bestandteile der Eibe sind giftig!

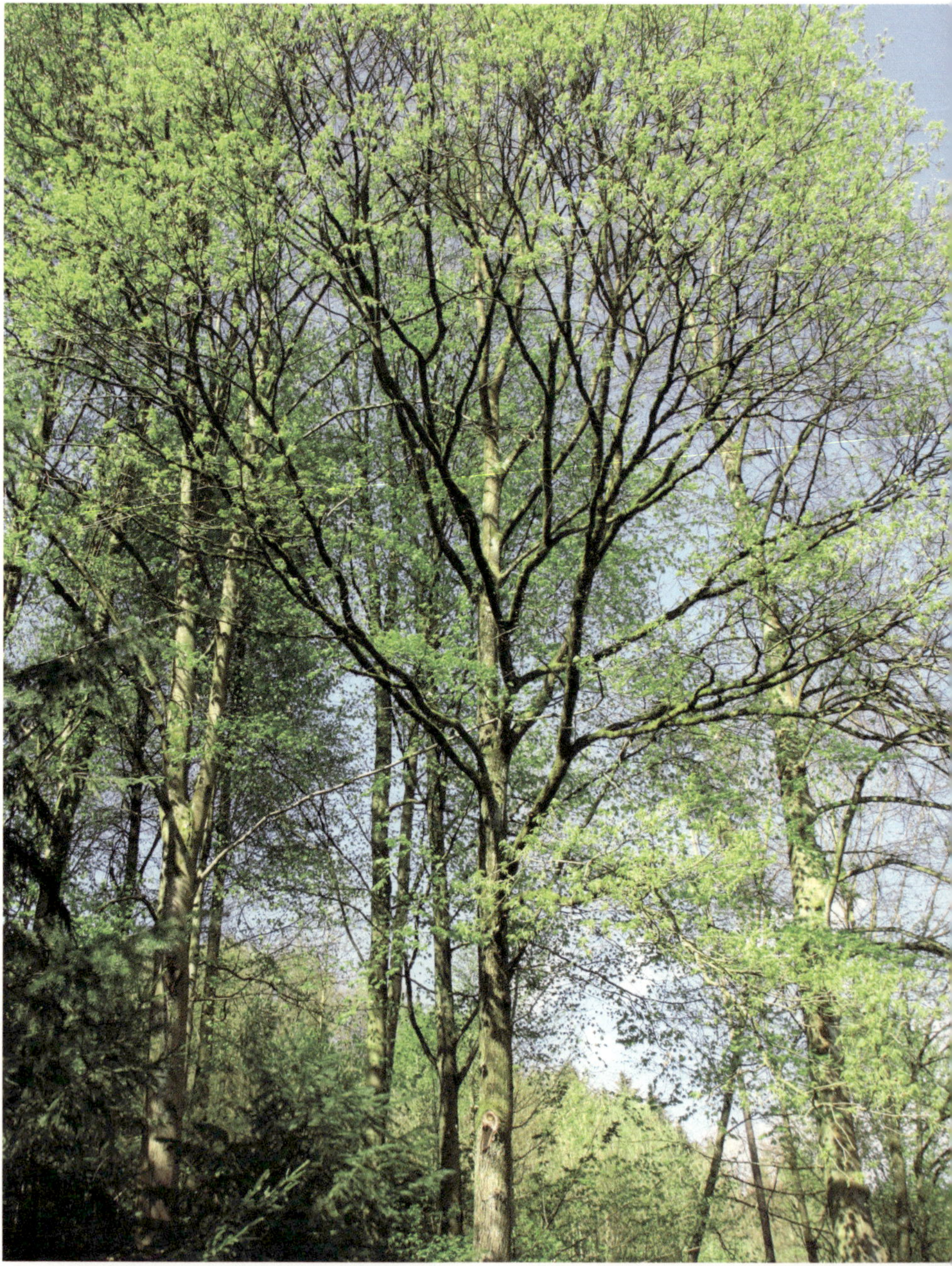

EICHE

SIE IST SINNBILD FÜR KRAFT UND STÄRKE.

-

BESONDERS BEI SELBSTWERTPROBLEMEN KANN SIE DURCH DIE FÖRDERUNG DES „ICH-BEWUSSTSEINS" SEHR HILFREICH SEIN.

Der Satz: „Werde der/die, der/die du wirklich bist", ist hier sehr heilsam. Die Eiche steht auch für Gerechtigkeit, Klarheit und Stabilität. Auf der körperlichen Ebene ist speziell die Eichenrinde für verschiedene heilende Wirkungen im Bereich der Verdauung bekannt, z. B. Eichenrindenbäder.

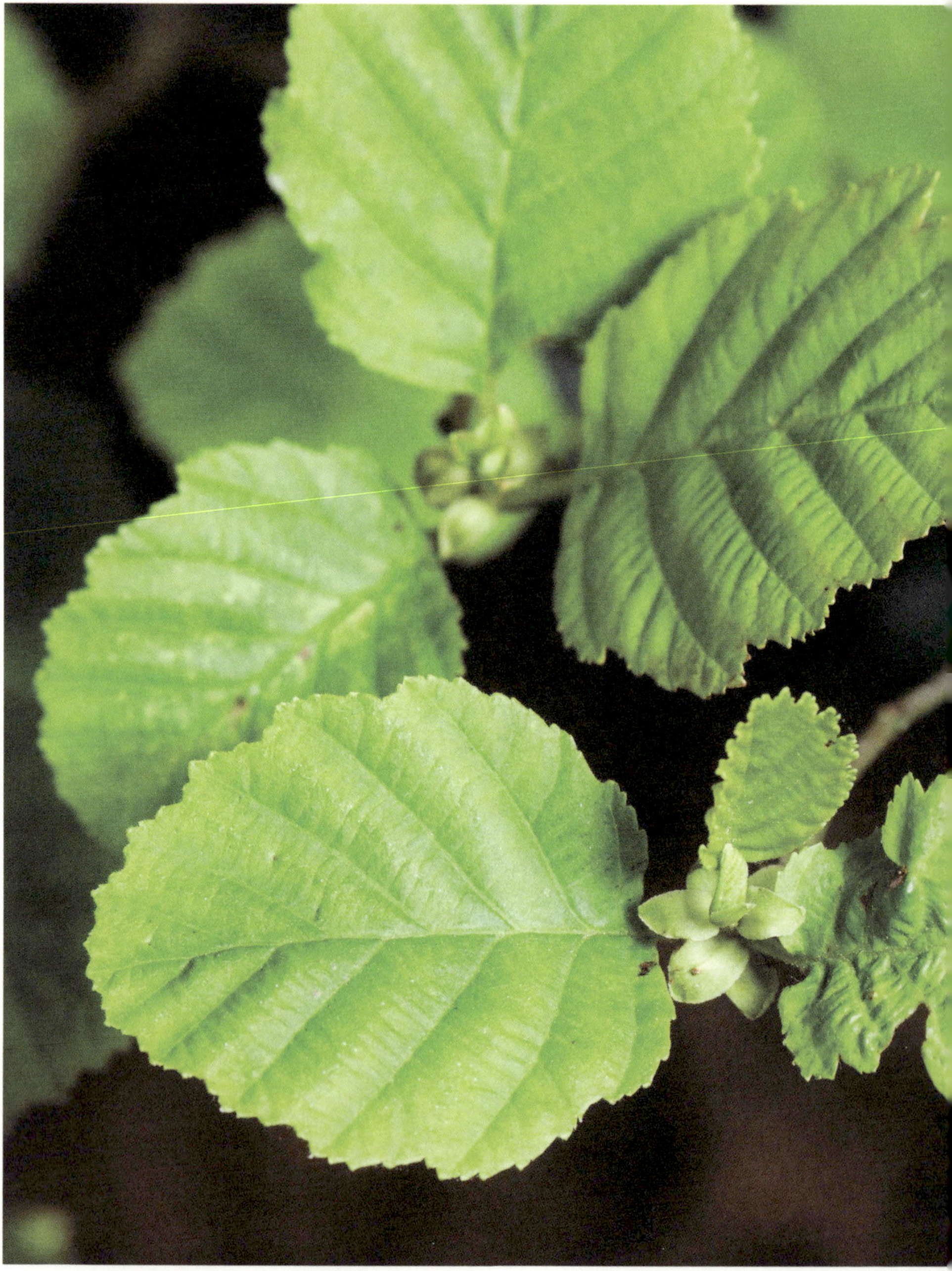

ERLE

SIE IST DIE HÜTERIN DER WEISHEIT UND IDEAL FÜR LÖSUNG PERSÖNLICHER UND ALLGEMEINER PROBLEME.

-

SIE WIRKT STÄRKEND UND BRINGT KLARHEIT INS DENKEN.

Sie bringt Erkenntnis und lässt dich tiefer blicken, als es erscheint.
Die Erle wirkt heilend und hilfreich bei verschiedenen Entzündungen.

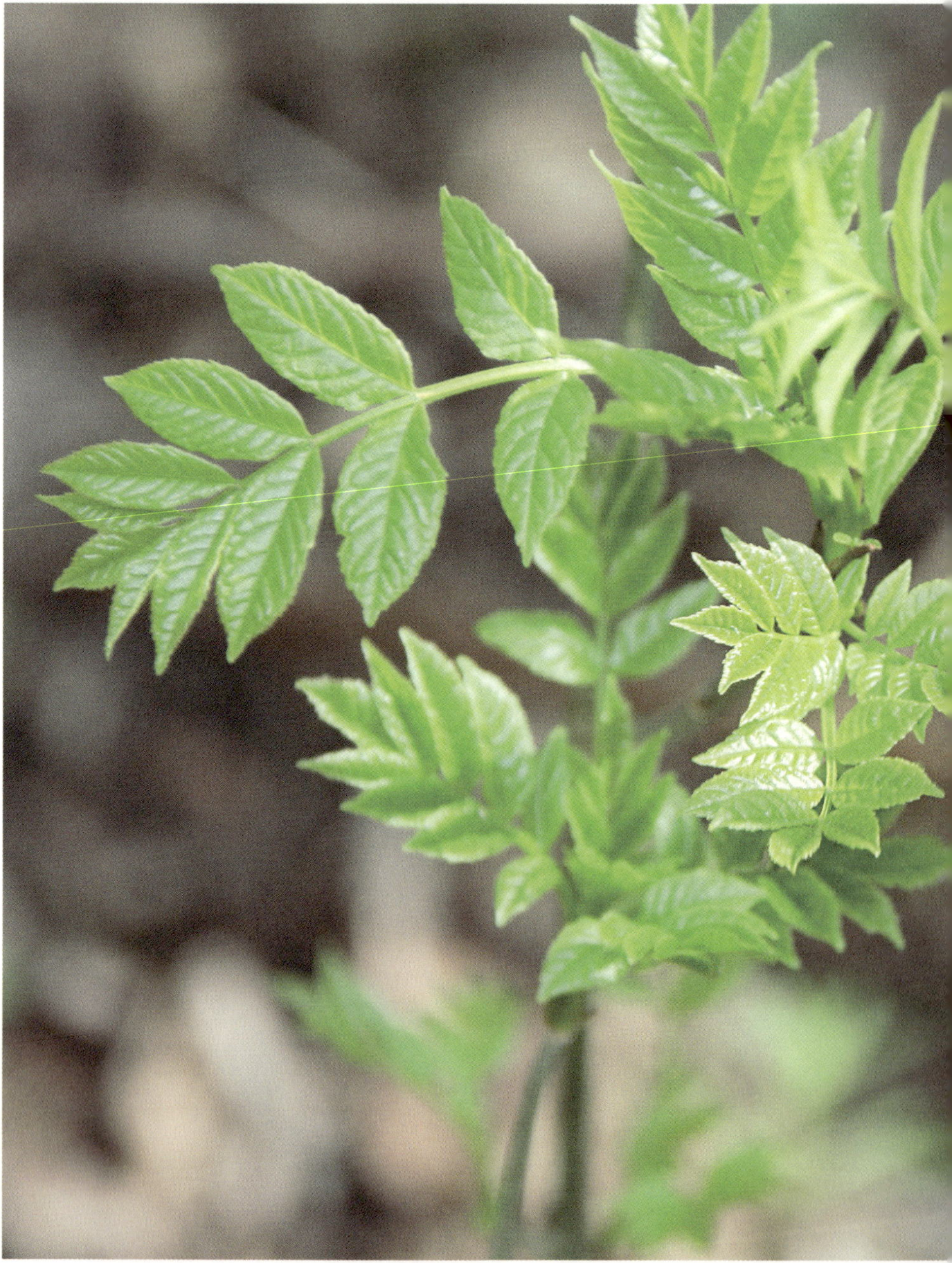

ESCHE

SIE IST EIN LICHT- UND SONNENBAUM, DER DIE ERDE MIT DER SONNE VEREINIGT.

-

DIE ESCHE TRÄGT DIE EIGENSCHAFTEN DES GÖTTLICH-WEIBLICHEN IN SICH.

Sie wirkt verbindend. Sie hilft dir, frei und unabhängig zu werden. Auf der körperlichen Ebene wirkt sie entzündungshemmend, speziell bei Erkältungskrankheiten.

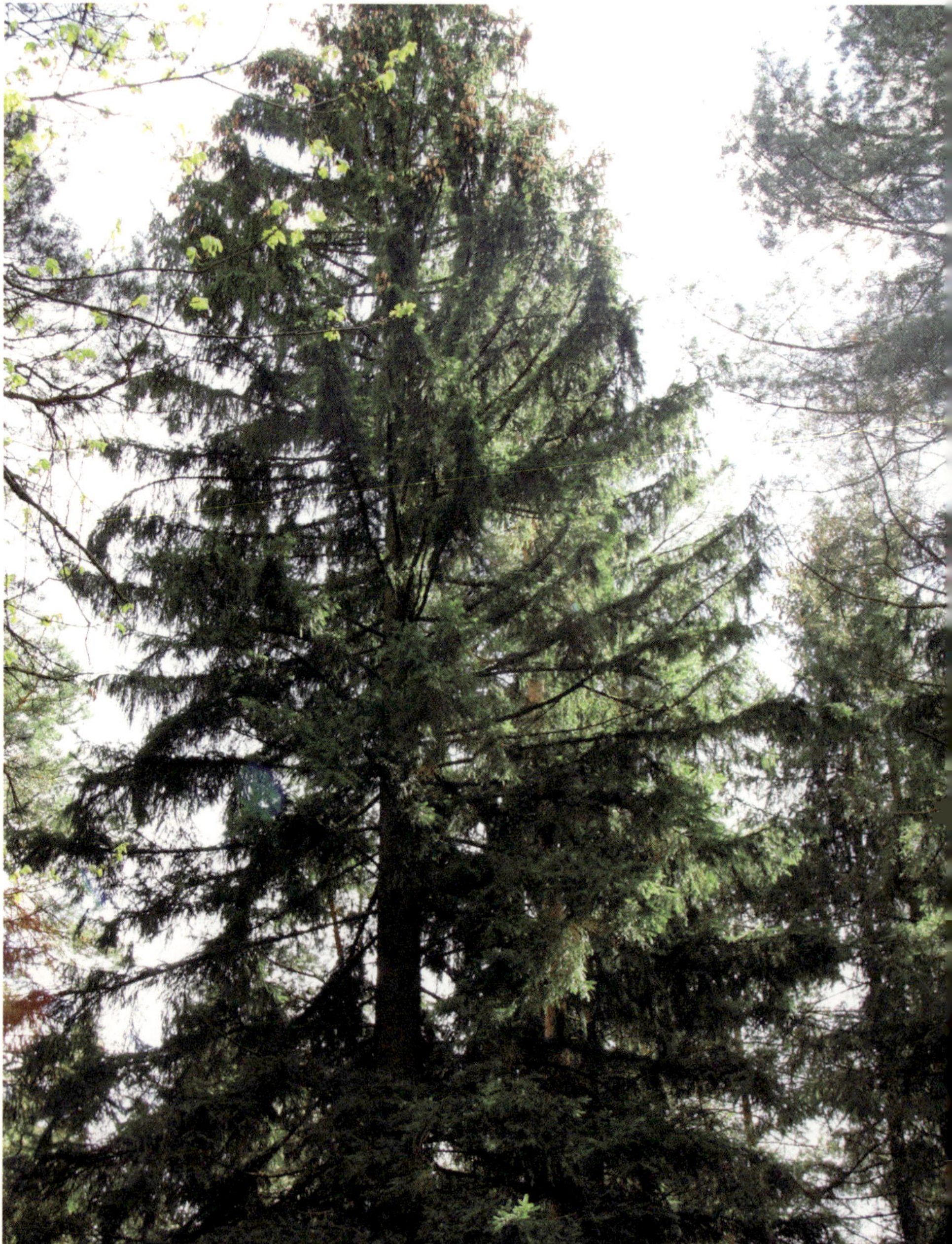

FICHTE

VOR ALLEM IN DER DUNKLEN JAHRESZEIT GILT SIE ALS LICHTBRINGER.

–

DIE FICHTE IST BESONDERS GEEIGNET BEI THEMEN WIE ABGRENZUNG, DA SIE FÜR FREIHEIT UND SELBSTBESTIMMUNG STEHT.

Auch bei Nachbarschafts- und Konkurrenzproblemen kann sie hilfreich sein. Sie wirkt antibakteriell bei Erkältungskrankheiten.

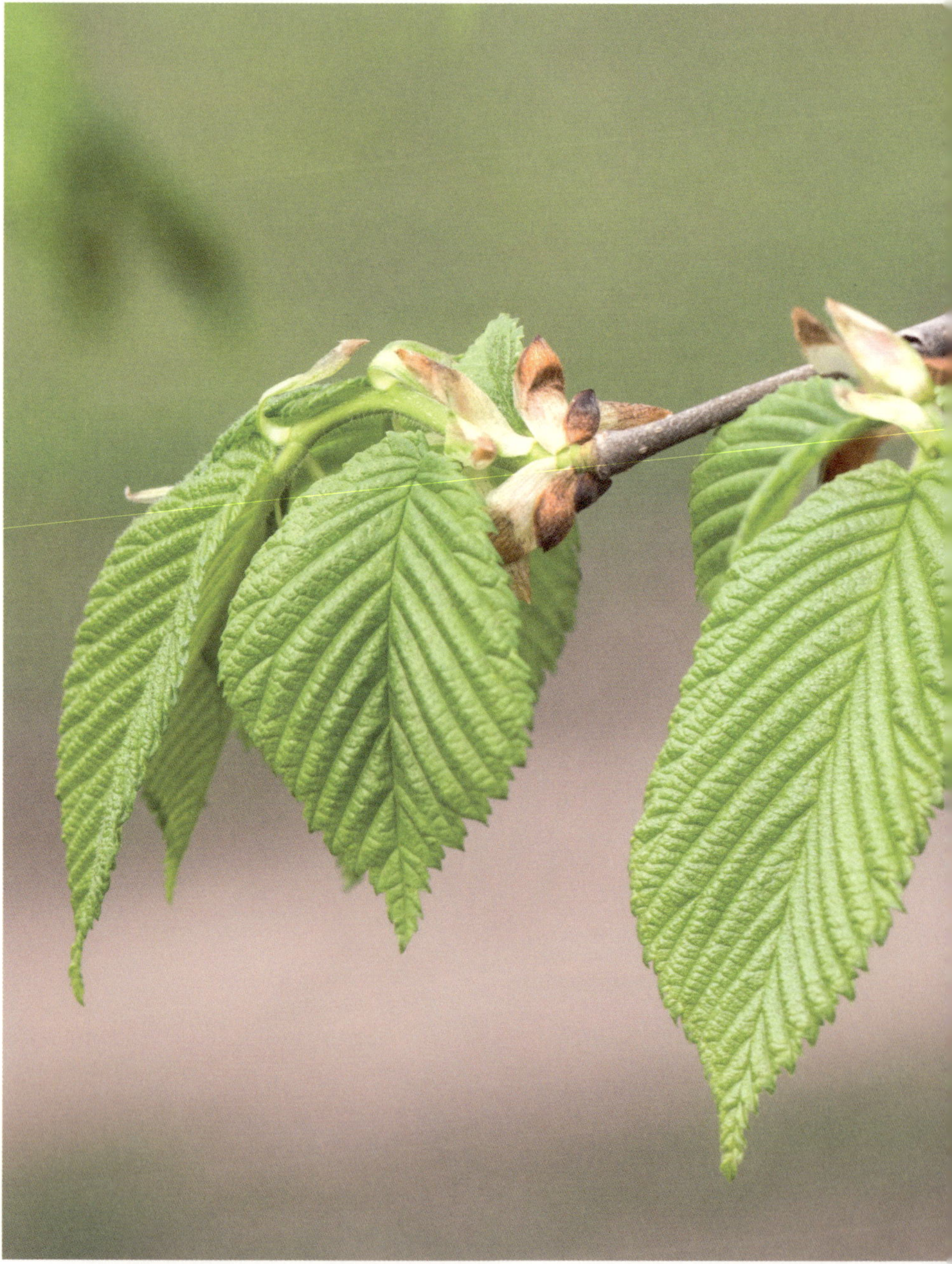

HAINBUCHE

DIE HAINBUCHE GILT ALS BESCHÜTZERIN DES HAUSES.

-

SIE BRINGT WIEDER HERZENSGÜTE ZU DEN MENSCHEN.

Sie bringt Vertrauen und Geborgenheit.
Bei Trauerarbeit ist dieser Baum sehr zu empfehlen.
Wenn Energielosigkeit und Kopflastigkeit ein Problem sind, so hat dieser Baum ebenfalls eine heilende Wirkung.

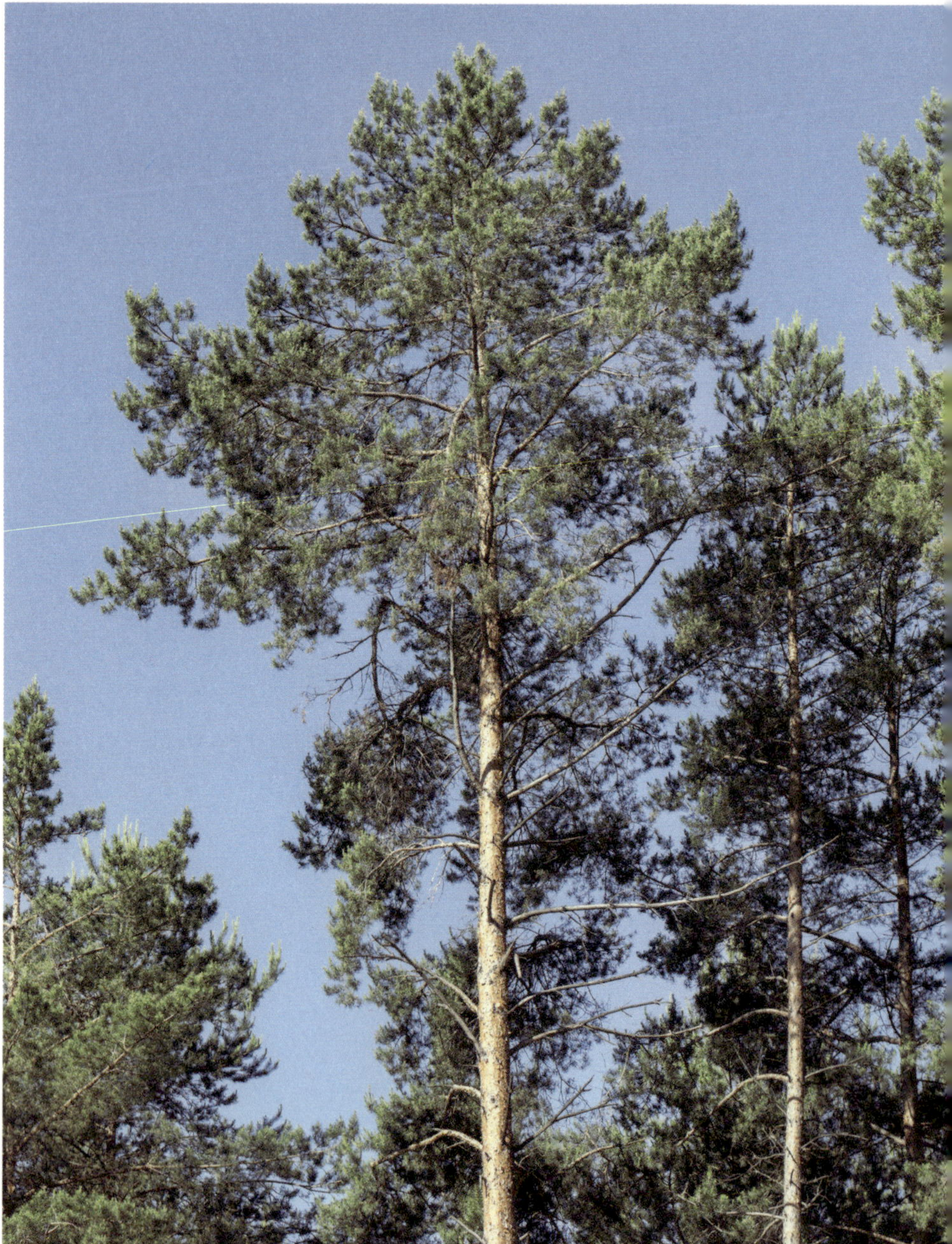

KIEFER

DIE KIEFER HILFT UNS, DIE STIMMUNG UND DIE FREQUENZ UNSERER EIGENSCHWINGUNG ZU HEBEN.

-

SEHR GUT GEEIGNET IST SIE AUCH ZUR LÖSUNG BLOCKIERENDER ENERGIEN IM KOPF- UND SCHULTERBEREICH.

Sie verbindet Erdenergien mit dem Himmel. Sie bringt die eigene Wahrheit ans Licht. Kiefernharz ist besonders geeignet, um Negatives, Altes herauszuziehen.

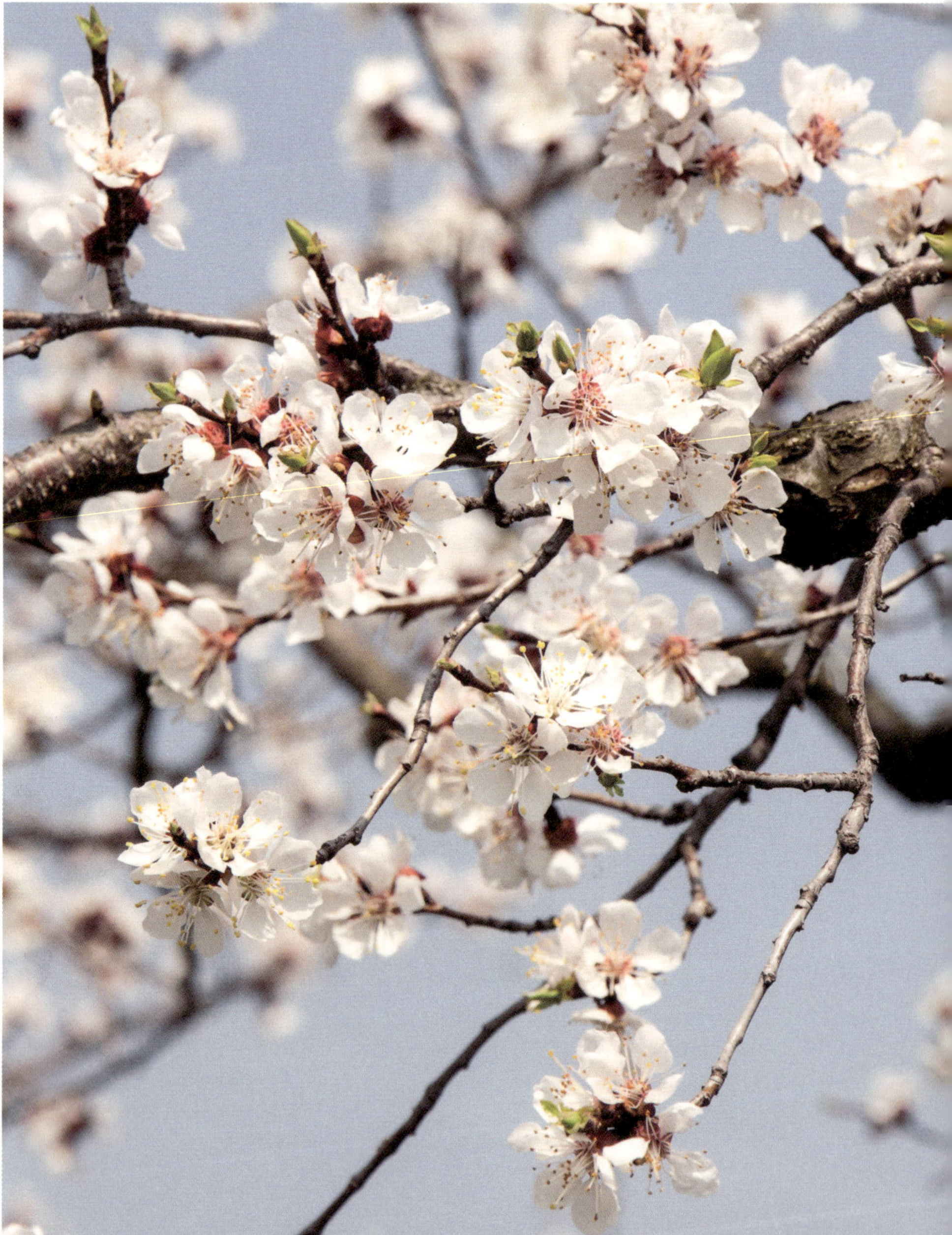

KIRSCHE

DIE KIRSCHE IST IDEAL,
WENN SICH SEELISCHER DRUCK
UND INNERE ANSPANNUNGEN
AUFGESTAUT HABEN.

-

WENN DU DAS GEFÜHL HAST, NICHT MEHR ABSCHALTEN ZU KÖNNEN, WIRKT DIE ARBEIT MIT DEM KIRSCHBAUM ERLEICHTERND UND ERLÖSEND. DOCH DU MUSST WIE IMMER BEREIT SEIN LOSZULASSEN.

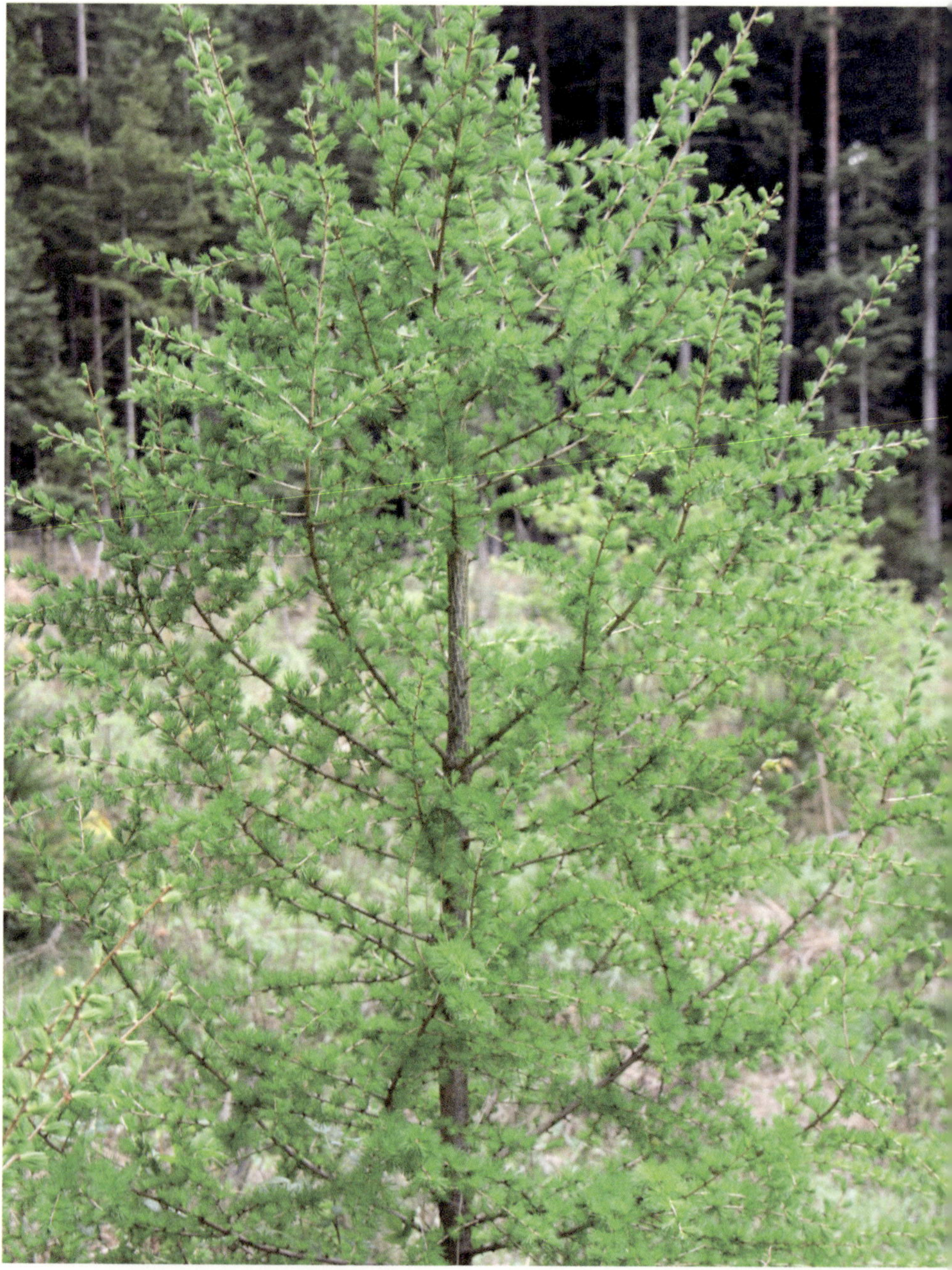

LÄRCHE

DIE LÄRCHE IST EINE LICHTBAUMART.

–

SIE IST HEILSAM FÜR DIE SEELE.

Speziell bei Minderwertigkeitsgefühlen und Depressionen ist sie sehr hilfreich. Sie gibt dir Ruhe und Kraft durch ihre Erdungskräfte. Besonders hilfreich ist sie auch bei innerer Kälte, da sie wieder Licht und Wärme in deinen Körper bringt.

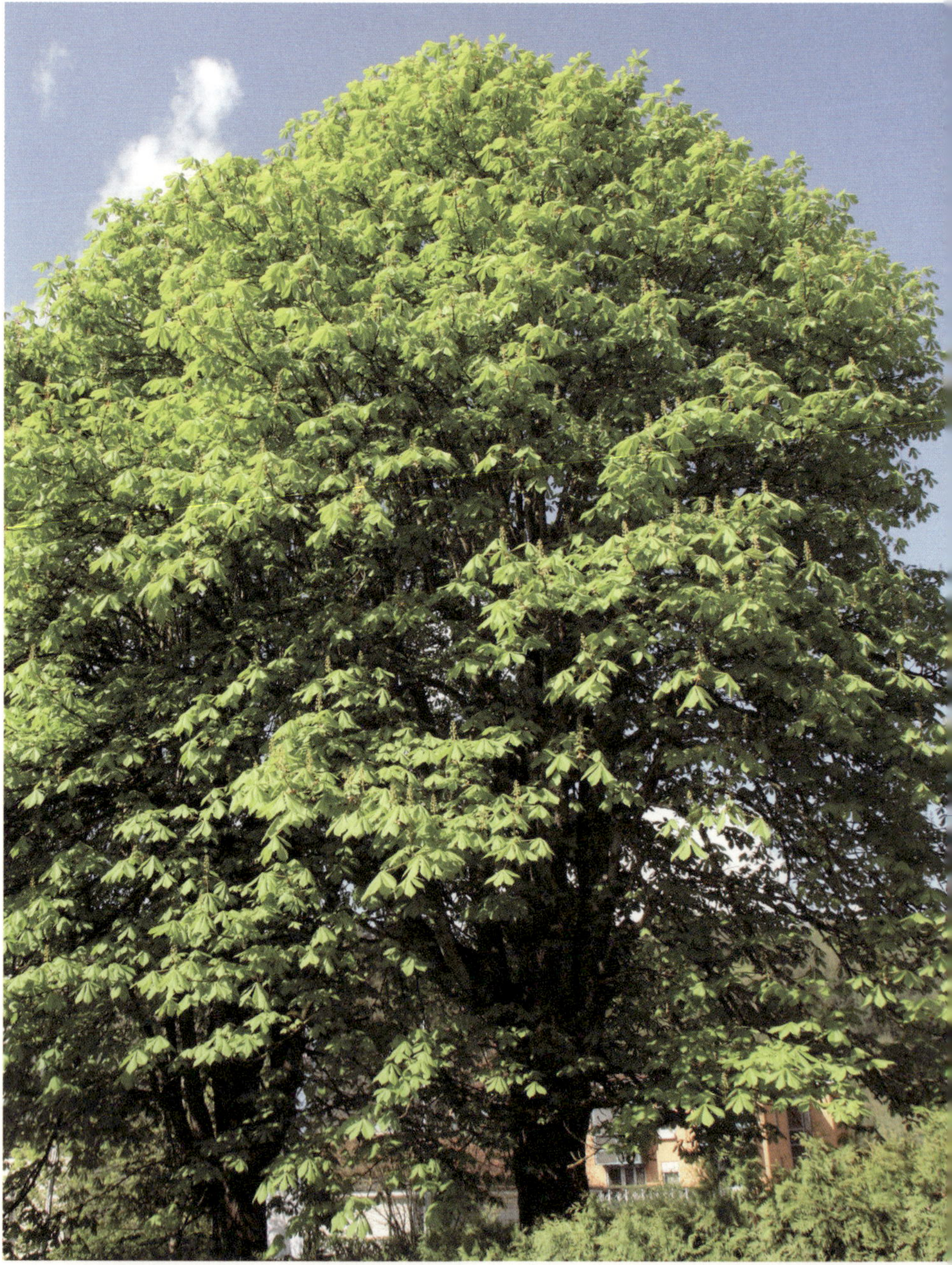

ROSSKASTANIE

SIE IST DER BAUM FÜR KOMMUNIKATION UND FREUNDSCHAFT.

-

SIE BRINGT HARMONIE SOWIE GELASSENHEIT UND AUFMERKSAMKEIT ZU DEN MENSCHEN.

Speziell zur Erkenntnis und Harmonisierung bei Unbelehrbarkeit, für Menschen, die immer wieder die gleichen Fehler machen, ist sie sehr gut geeignet.
Sie steht auch für innere Ruhe und geistige Klarheit.

Die Rosskastanie lehrt auch ein Reichtumsbewusstsein und somit die eigene Wertschätzung zu erkennen. Sie wird auch zur Harmonisierung von negativen Erdstrahlen verwendet.

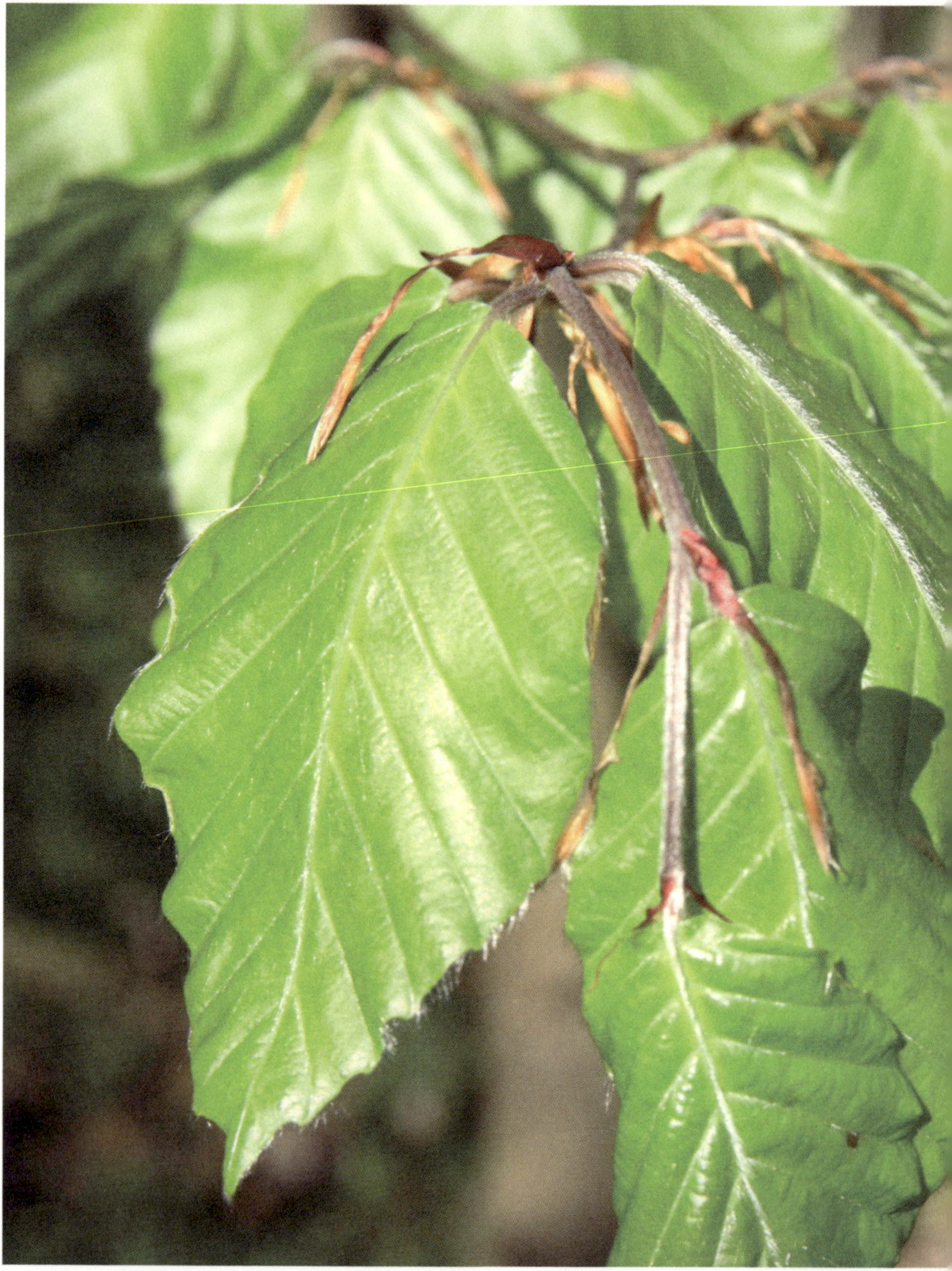

ROTBUCHE

SIE SCHAFFT KLARHEIT IN ALLEN BEREICHEN.

-

DIE BUCHE IST DURCH IHRE STÄRKE UND SELBSTSICHERHEIT BESTENS GEEIGNET, WIEDER AN DIE QUELLE DER EIGENEN KRAFT ZU KOMMEN.

Besonders ist sie für die Arbeit mit kritischen, intoleranten Menschen zu empfehlen, um Spannungen und Verhärtungen aufzulösen.

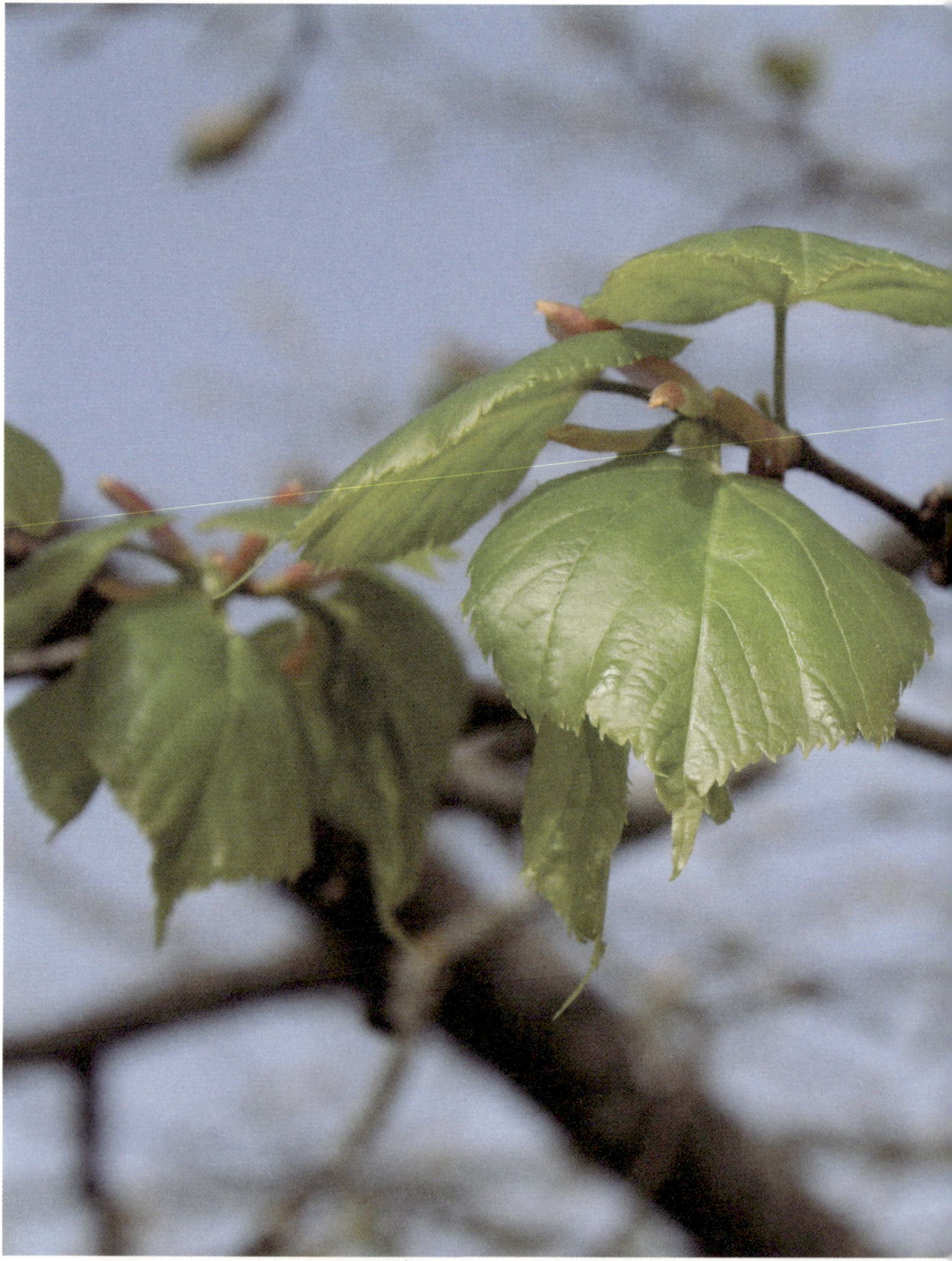

LINDE

SCHON IHRE BLATTFORM ZEIGT, DASS SIE FÜR HERZENSANGELEGENHEITEN STEHT.

-

LIEBE, VERTRAUEN UND INNERE VERBUNDENHEIT SIND IHRE HAUPTEIGENSCHAFTEN.

Vor allem auch die innere Schönheit soll durch sie erkannt werden.
Die Linde ist ein Baum zur Abwehr negativer Energien.
Sie gibt die Erdkräfte an die Menschen weiter und hilft somit zu neuer Stärke. Auf der körperlichen Ebene wirkt sie krampflösend und aktiviert die Abwehrkräfte.

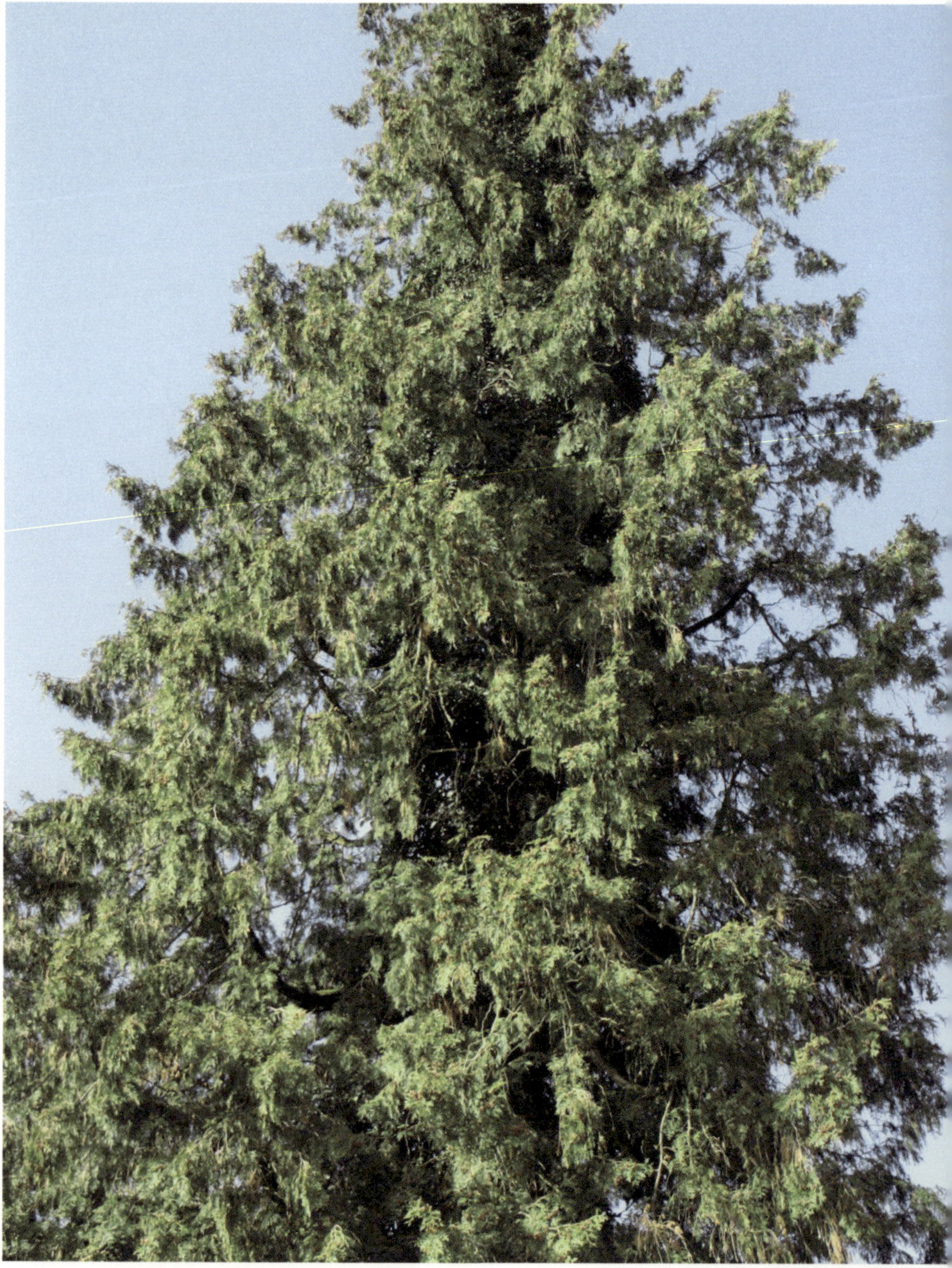

THUJA (LEBENSBAUM)

FÜR MICH GEHÖREN ALTE LEBENSBÄUME ZU DEN BÄUMEN MIT DEN STÄRKSTEN ENERGETISCHEN HEILKRÄFTEN.

-

SIE VERTREIBEN STARKE NEGATIVE ENERGIEN.

Die Thuja zeigt dir die Endlichkeit des Lebens und bringt Licht in dein wahres Sein. Dieser Baum hilft, den Weg zu uns selbst zu finden und unsere wahren Bedürfnisse zu erkennen.
Wenn man die Verbindung zwischen Geist und Seele verbessern möchte, eignet sich die Thuja bestens.

Vorsicht bei der Anwendung,
da die meisten Teile der Thuja giftig sind.

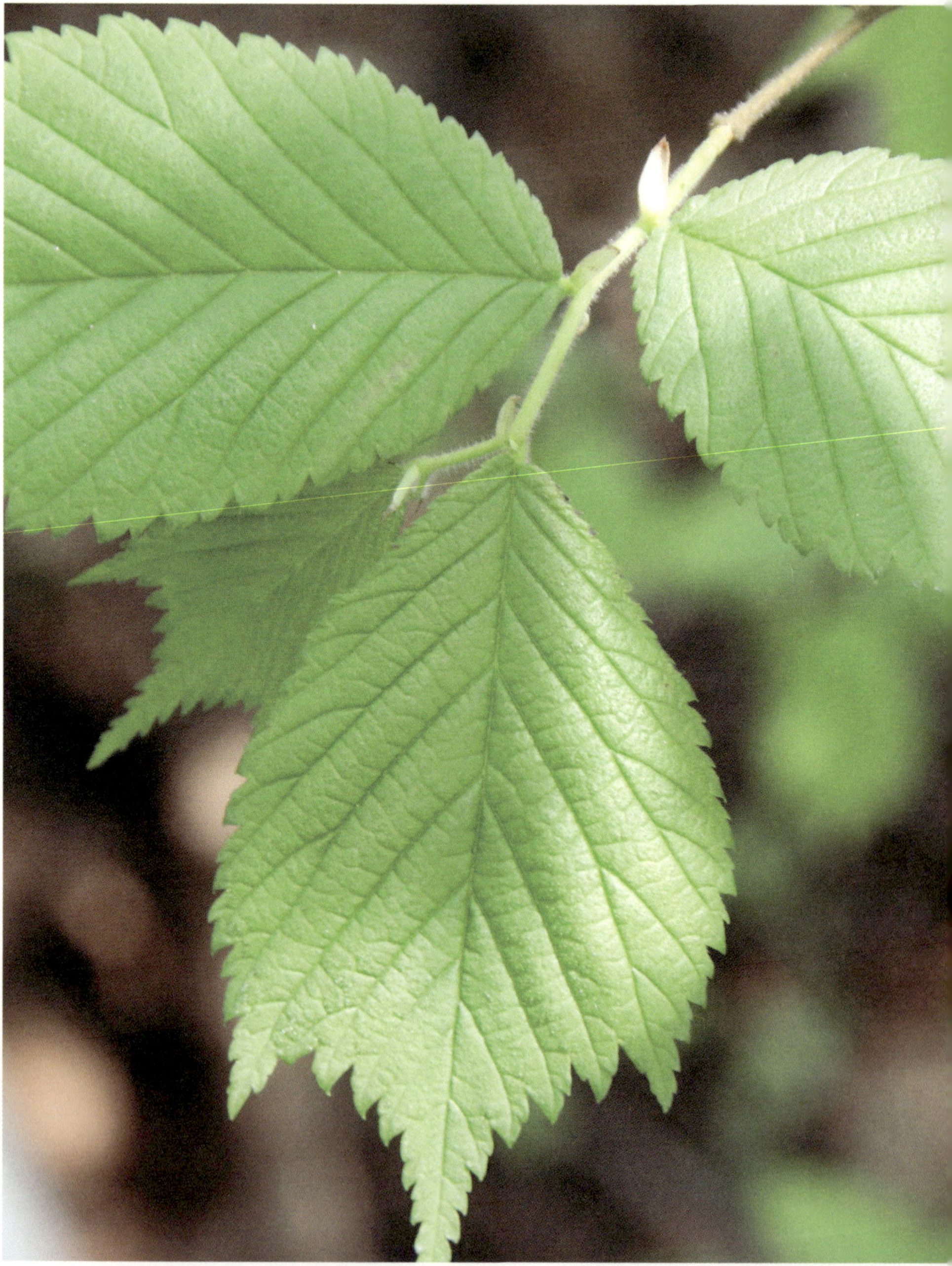

ULME

SIE IST BESONDERS MIT DER LUFT VERBUNDEN (LUFT UND LEICHTIGKEIT).

-

KRANKHEITEN WERDEN ÜBER DIE LUFT AUFGELÖST BZW. TRANSFORMIERT. SIE ARBEITET IN VERBINDUNG MIT DEN LUFTGEISTERN UND STEHT FÜR KLUGHEIT UND DAS FINDEN SEINES EIGENEN WEGES.

Besonders bei Leistungszwängen und Stress, wenn du keine Rücksicht auf deine wahren Bedürfnisse nimmst, ist die Ulme zu empfehlen. Auf der körperlichen Ebene sind Probleme im Schulter- und Kopfbereich sowie in der Lunge zu erwähnen, bei denen dir die Ulme sehr hilfreich sein kann.

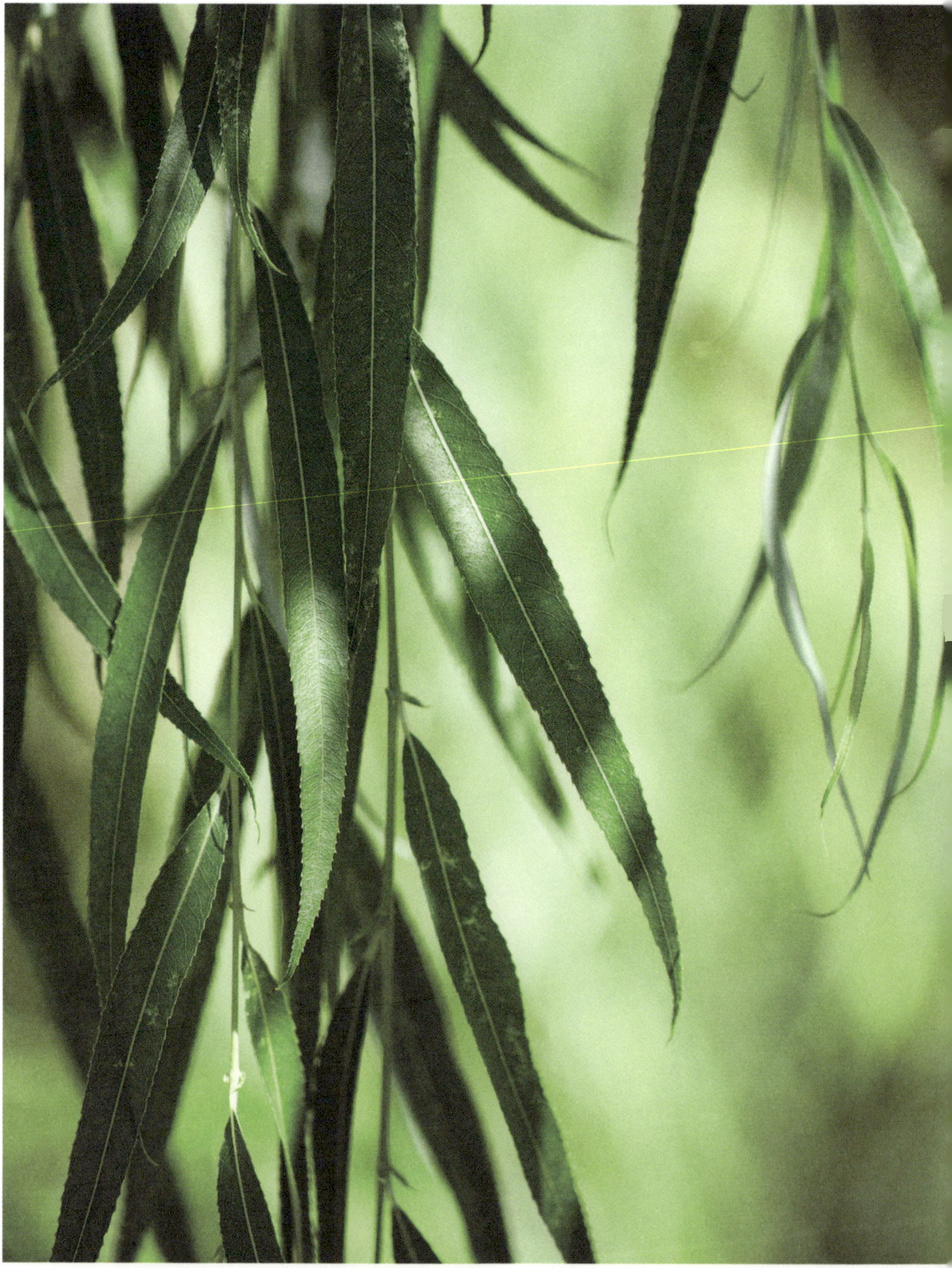

WEIDE

SIE IST DER BAUM DER REINIGUNG, DES ABSCHIEDS UND DER ERNEUERUNG.

-

SIE STEHT FÜR FLEXIBILITÄT.

Heilkräfte gegen Schmerz bzw. für die Umwandlung
von Schmerz werden ihr besonders bei Vollmond nachgesagt.
Bitte um Umwandlung des Schmerzes in …….
Bekannt ist auch die entzündungshemmende Wirkung
bei Magen- und Darmerkrankungen.

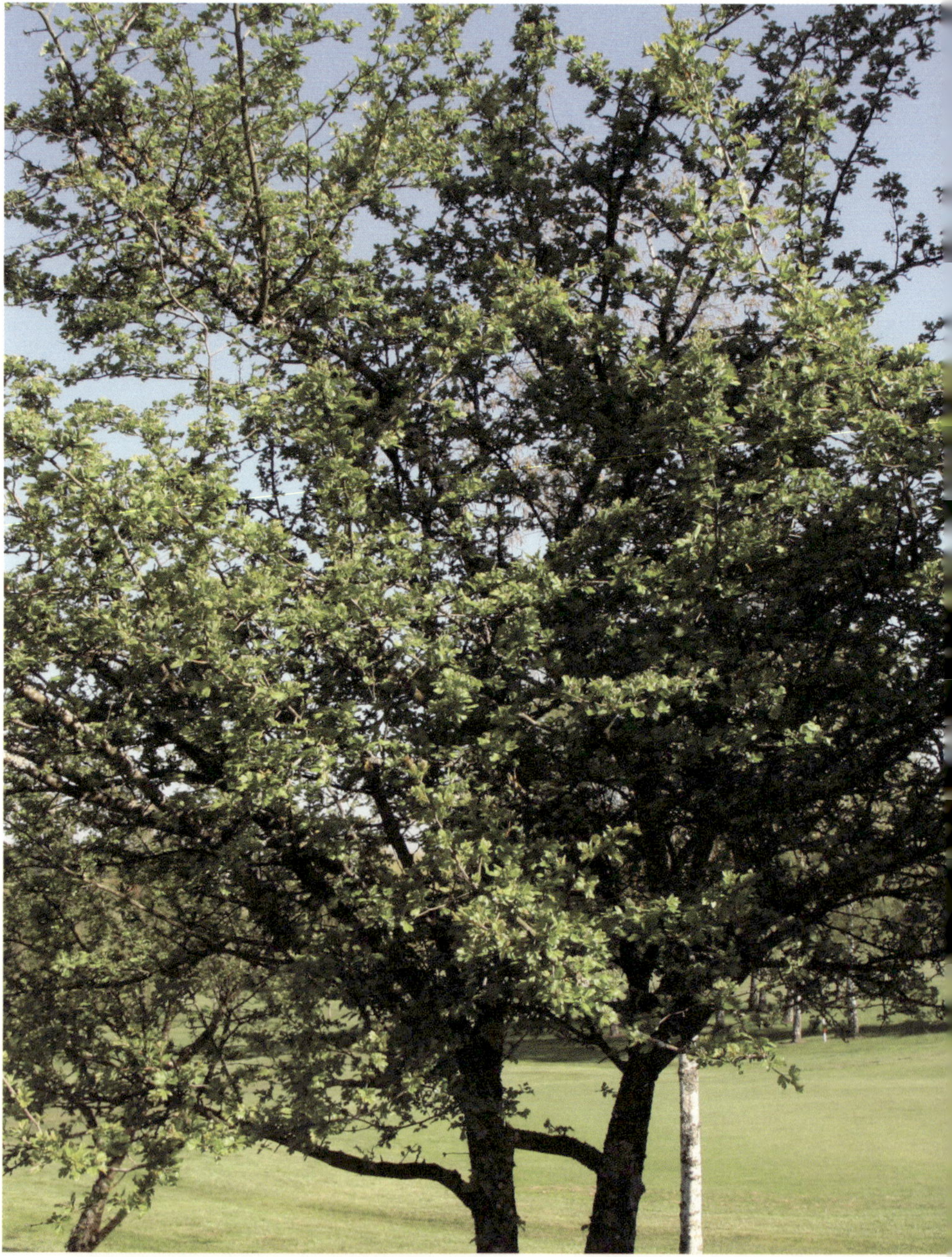

WEISSDORN

LÖST ERSTARRUNGEN
UND VERKRAMPFUNGEN
IM HERZEN AUF.

-

ER WIRD ALS SCHUTZ VOR NEGATIVEN ENERGIEN UND SCHWARZER MAGIE VERWENDET. DAHER SIND WEISSDORNSTRÄUCHER IN DER NÄHE DEINES HAUSES GEEIGNET.

Auf der körperlichen Ebene wird der Weißdorn bei Herz-Kreislaufbeschwerden, Erschöpfungszuständen und zur Nervenberuhigung verwendet.

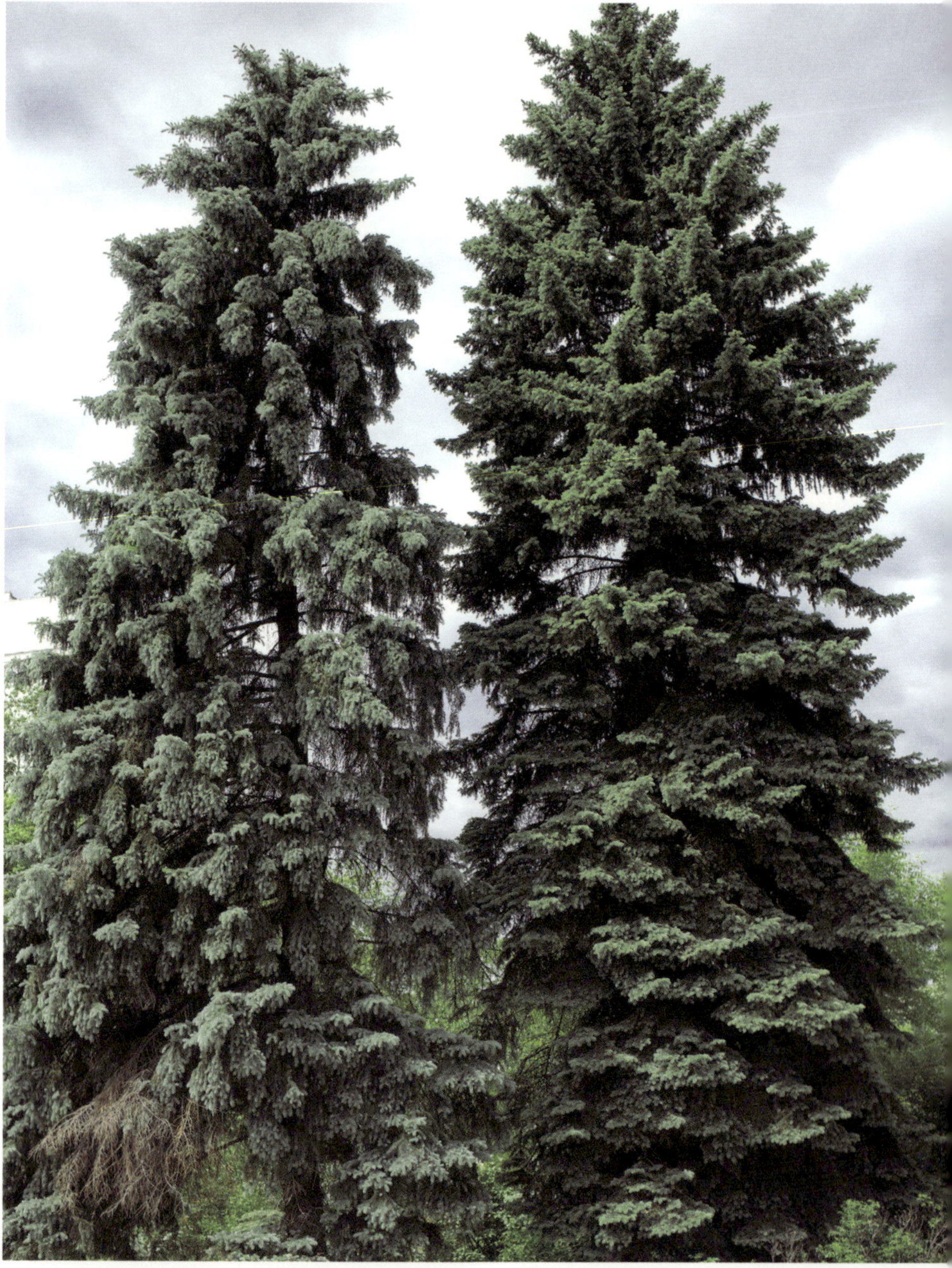

TANNE

SIE IST EIN LICHTBRINGER

-

UND DIENT ZUR FREQUENZERHÖHUNG UNSERER EIGENSCHWINGUNG.

Die Tanne hebt durch diese Eigenschaften auch die Stimmung. Sie bringt deine Talente zum Vorschein und vereint Gegensätze.

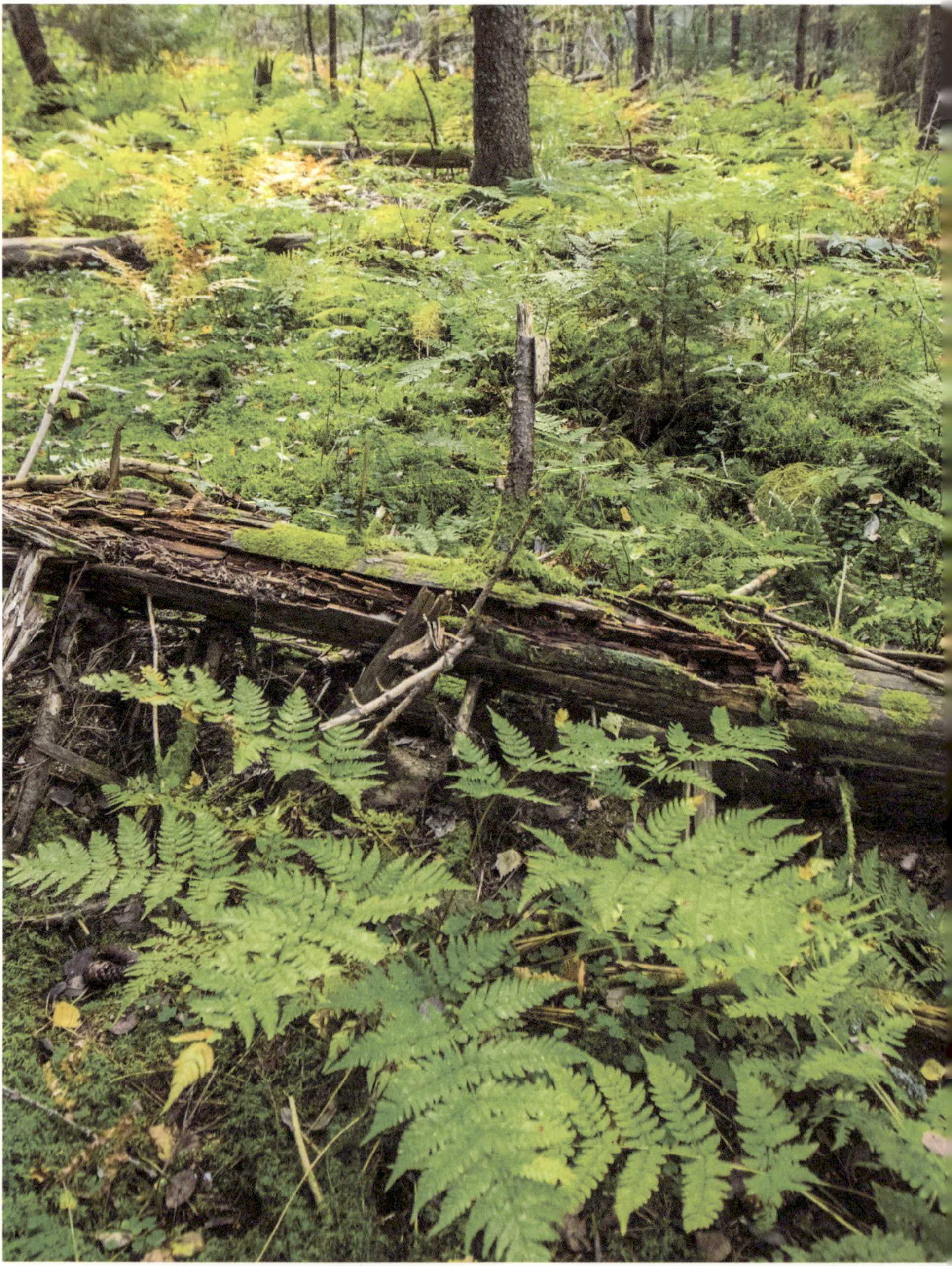

DIESE EIGENSCHAFTEN UND NOCH VIELE MEHR KANNST DU NUTZEN, WENN DU DICH MIT DEN BÄUMEN VERBINDEST. SPRICH DEINE ABSICHT MIT DER BITTE UM VERBINDUNG UND HEILUNG DURCH DEN BAUM AUS.

FARN

-

Ich möchte noch eine Pflanze erwähnen, die sehr wichtig für den Wald und uns Menschen ist. Es ist der Farn.

Energetisch gesehen steht er für fortlaufendes Wachstum bzw. für eine Entwicklung in höhere Ebenen. Sinnbild dafür ist die Spirale. Er steht auch für glücksbringende und lebenserhaltende Kraft und für Reichtum. Dem Farnsamen wird nachgesagt, dass über ihn ein besseres Verständnis für die Natur und Tierwelt möglich ist.
Ein wichtiger Aspekt ist auch seine Wirkung als Schutz vor schwarzer Magie und negativen Energien in Haus und Garten. Er zieht lichtvolle Energien an, erhellt das Dunkle und vertreibt das Negative. Daher sind Plätze, wo üppiger Farn wächst, meist gute Plätze, frei von negativen Energien.

EIN TIPP:

Pflanze ein paar Farne in deinem Garten.
Auf der körperlichen Ebene gilt der Farn als Heilmittel bei Rheuma, Gicht, Nerven- und Rückenschmerzen.

KOMMUNIKATION
DER CHAKREN MIT EINEM BAUM

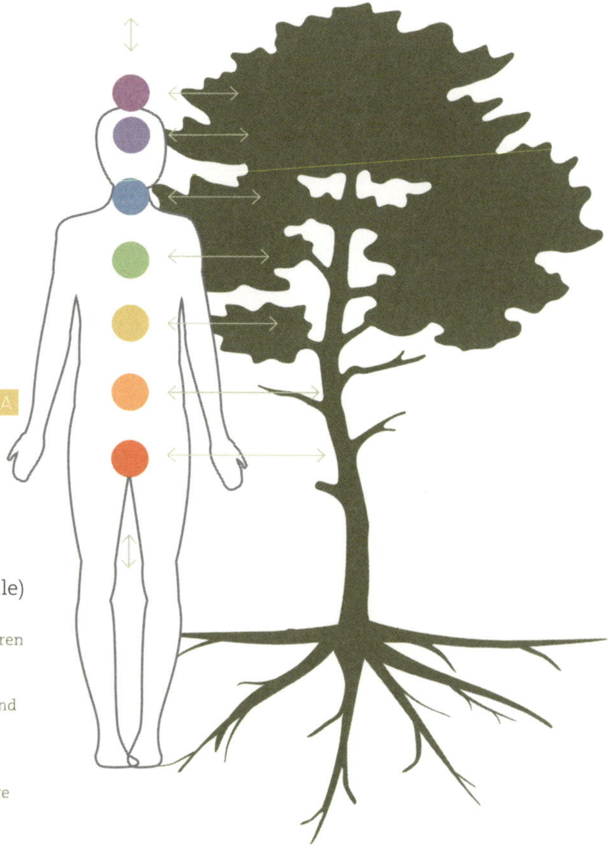

Die Chakren kommunizieren in Wechselwirkung als Informationssystem mit unserem Energiekörper und dem endokrinen System. So können Botenstoffe von Bäumen als heilende Informationen über unsere Chakren wirken.

ARBEIT UND FUNKTIONSWEISE

DER CHAKREN

Ich möchte nun die Kommunikation der verschiedenen Chakren mit den Bäumen, so wie ich sie empfinde, beschreiben.

Unsere Chakren, nicht organische Teile unseres Energiesystems, funktionieren meiner Wahrnehmung nach im menschlichen Körper links- und rechtsdrehend. Außer dem Kronen- und Wurzelchakra arbeiten die Chakren sowohl an der Körpervorderseite als auch an der Rückseite. Nur das Wurzelchakra wirkt naturgemäß nach unten bzw. das Kronenchakra nach oben.

Die Chakren sind verantwortlich für die Energie- und Informationsversorgung unseres feinstofflichen Körpers sowie der Organe im feinstofflichen, energetischen Bereich. Sie kommunizieren also mit unserem Energiekörper, stehen aber auch in Wechselwirkung mit unserem endokrinen System.

Wenn wir durch verschiedene Bewusstseinsübungen die einzelnen Chakren spüren und wahrnehmen, dann bekommen wir auch ein Gefühl, wofür sie jeweils ungefähr stehen.

DIE DREI UNTEREN CHAKREN SIND MIT MUTTER ERDE VERBUNDEN. SEXUALITÄT, KÖRPERLICHE KRANKHEITEN, ABER AUCH KÖRPERLICHE HEILUNG LIEGEN IN DIESEM BEREICH.

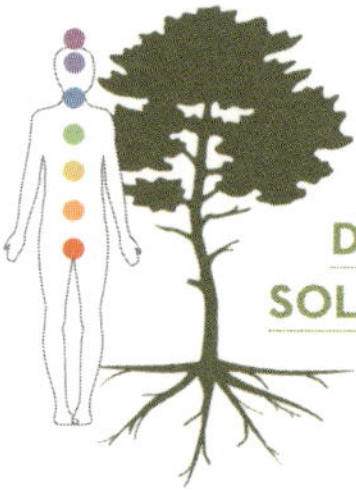

DIE MITTLEREN CHAKREN, WIE HERZCHAKRA, SOLARPLEXUS ODER HALSCHAKRA, VERBINDEN UNS EHER MIT UNSERER GEFÜHLSWELT, ALSO UNSEREN EMOTIONEN.

DIE OBEREN CHAKREN, WIE STIRN- UND KRONENCHAKRA, HALTEN KONTAKT ZU DER WELT UNSERER GEDANKEN UND STELLEN EINE VERBINDUNG ZUR GEISTIGEN WELT DAR.

Ein Beispiel für die Arbeit mit Bäumen und den Chakren:
Nach einem anstrengenden Tag im Büro, mit Stress und Konflikten, möchte ich mein Energiesystem bewusst reinigen.

› Suche dir den Baum, der dir bestmöglich helfen kann. Die Verbindung bzw. die Verwurzelung zu Mutter Erde soll über ihn hergestellt werden.

› Fühle nun, welche Chakren bei dir belastet sind. Hast du schwere Beine oder Ähnliches, so ist meist das Wurzelchakra betroffen. Sind negative Emotionen zu spüren, so ist das Sakralchakra, bei beengenden Gefühlen eventuell das Herzchakra in Mitleidenschaft gezogen. Bei einem Würgen im Hals (oft bei nicht ausgesprochenen Dingen) ist das Halschakra negativ beladen. Ein schwerer, voller Kopf deutet auf ein belastetes Stirnchakra hin.

- › Versuche nun bewusst, die negativen Energien des jeweils betroffenen Chakras über den Baum oder die Bäume deiner Wahl auszuleiten.

- › Wiederhole den Vorgang, bis du das Gefühl hast, dass alle deine Chakren frei von Belastungen sind.

Ich kann diese negativen Energien wahrnehmen, wenn sie bei der energetischen Reinigungsarbeit die Chakren der Menschen über die Bäume und Wurzeln verlassen.

ES SIND OFT SEHR INTENSIVE REINIGENDE PROZESSE, DIE DABEI DURCHGEFÜHRT WERDEN.

- › Abschließend würde ich versuchen, die positiven Energien, die du im Moment benötigst, durch die Verbindung mit verschiedenen Bäumen aufzunehmen (nicht aufsaugen, sondern dich mit der jeweiligen positiven Energie verbinden).

Mit der Zeit wird das Wechselspiel zwischen Chakren, Energiekörper und Bäumen immer einfacher. Das bewusste Reinigen und Loslassen geht dann mit der Zeit ganz von selbst.

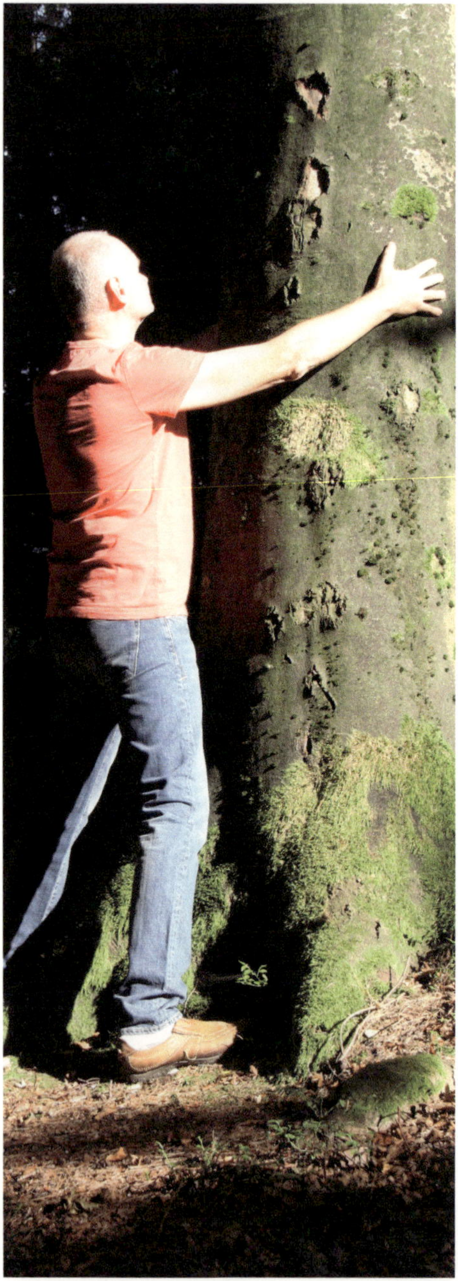

WICHTIG SIND WIE IMMER ACHTSAMKEIT, VERWURZELUNG, DIE RICHTIGE ATMUNG UND WERTSCHÄTZUNG, SOWIE DIE SEELISCHE VERBINDUNG ZU DEINEN GEISTIGEN FÜHRERN (GLAUBE UND VERTRAUEN).

So kann manch anstrengender Tag über die Arbeit mit deinen Chakren und den Bäumen als leichter, freudvoller Tag ausklingen.

TIPP:
Über deine Wurzeln, dein Wurzelchakra und Mutter Erde lassen sich viele schwere negative Energien ausleiten.

HEILUNG DES EMOTIONALBEREICHS

DURCH EINE ÜBUNG AUS DEM KELTISCHEN YOGA (WYDA)

(Quelle: Traditioneller Europäischer Medizin-Wyda des Kneipp Traditionshauses Bad Mühllacken)

-

Wyda kommt aus dem Keltischen und wurde bisher mündlich überliefert.

Es gibt dabei drei Energiefelder des Körpers, die in der Aufmerksamkeit erfühlt werden sollen:

» **DAS VITALFELD (BAUCH-NABELBEREICH)**
» **DAS EMOTIONALFELD (BRUSTBEREICH)**
» **DAS MENTALFELD (KOPFBEREICH)**

Eine wirksame Übung, um emotionelle Verspannungen loslassen zu können, ist der sogenannte „HIRSCH".

Sie sollte wie folgt durchgeführt werden:

› Stelle dich auf einen ruhigen Platz im Wald, wo du wirklich ungestört bist und du emotionale Laute von dir geben kannst.

› Verwurzle dich, atme bewusst und konzentriere dich auf deinen Emotionalbereich (Bauch-Nabelbereich) für circa zwei Minuten. Fühle dich in deine Emotionen hinein.
Was kannst du erspüren? Nimm wahr und atme tief.

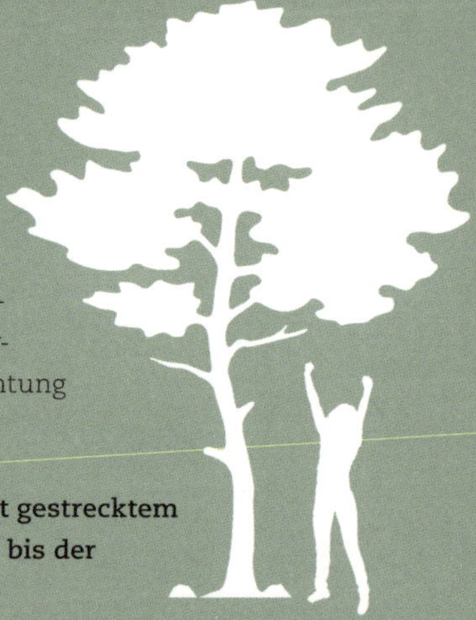

› **Beuge anschließend deinen Oberkörper nach unten.** Deine Handflächen streichen dabei über die Oberschenkel, Knie, Unterschenkel in Richtung Boden. Sie gleiten nach unten.

› **Gehe nun von unten nach oben mit gestrecktem Oberkörper und gestreckten Armen, bis der Oberkörper wieder aufrecht ist.**

› **Bewege deine Arme noch weiter nach oben.**
STOSSE NUN AUS DEM EMOTIONALBEREICH EINEN LAUTEN SCHREI AUS, DER IN ETWA SO KLINGT WIE DAS RÖHREN EINES HIRSCHES.
Habe keine Hemmungen, es geht um Entspannung und Lösung deines Emotionalbereichs. So kräftig laut und spontan, wie du kannst. Erlaube es dir. Trau dich. Das Einzige, was dich dabei stören kann, ist ein anderer Hirsch, der durch deinen Laut angelockt werden kann. Du kannst dir dann aber sicher sein, dass du deine Übung ausgezeichnet gemacht hast.

› **Fühle nun in dich hinein:**
Was hat diese Übung in deinem Emotionalfeld bewirkt?
Wiederhole diese Übung mindestens 3–4 Mal,
bis du das Gefühl hast, freier zu sein.

› Fühle anschließend wieder in dich hinein und komm zur Ruhe.

PFLANZENDEVAS

ODER WER STECKT HINTER DER HEILENDEN WIRKUNG VON PFLANZEN UND BÄUMEN?

-

Wir haben nun Kenntnis davon bekommen, dass Bäume individuelle Wesen sind. Wir wissen, dass das natürliche Kollektiv des Waldes durch seine Summe an Informationen heilsam für Körper, Geist und Seele ist. Wir durften erkennen, dass Pflanzen und Bäume oft jene heilenden Informationen in sich tragen, die wir für unsere Heilung benötigen.
Jetzt gehen wir noch einen Schritt weiter, hinein in die Welt des rational nicht Fassbaren im Zusammenhang mit unseren Bäumen und Pflanzen.

DENN HINTER DIESEN HEILENDEN ELEMENTEN DES WALDES STEHEN, SO WAGE ICH ZU BEHAUPTEN, SOGENANNTE PFLANZENDEVAS.

Es sind dies Pflanzengeister oder feinstoffliche Energien.
Sie sind es, welche die heilenden Energien zu uns Menschen leiten. Durch sie geschieht letztendlich die heilende Wirkung.

Naturvölker, Naturheiler, Medizinmänner und Schamanen wissen um die Existenz dieser Pflanzengeister. Sie sind oft in der Lage, sich mit diesen Pflanzengeistern zu verbinden, um die heilenden Informationen für Menschen übermittelt zu bekommen. Diese Pflanzengeister fordern jedoch Respekt, Wertschätzung und Achtsamkeit als Gegenleistung.
Den dafür empfänglichen Personen erscheinen diese Pflanzengeister oft in ihren Träumen, in denen sie die Botschaften, die zur Heilung führen, übermitteln.

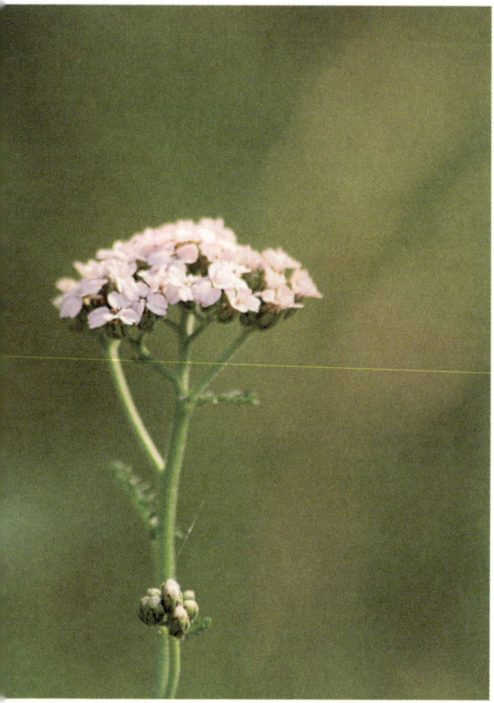

Es ist jedoch oftmals nicht einfach, sich an den Traum zu erinnern und die Information dahinter richtig zu verstehen. Über einen solchen Traum meiner Frau bekam sie die Information, dass sie eine besondere Form der Schafgarbe zur Heilung benötige. Eine Schafgarbe mit rosa Blüten sollte es sein. Das ist jene Art, welche die Energie der Sonne besonders intensiv in sich trägt. Am nächsten Tag fanden wir genau diese Pflanzen in unmittelbarer Nähe unseres Hauses am Waldrand. Man muss nur mit offenen Augen seine Umgebung wahrnehmen und die Heilung annehmen.

Bäume und Sträucher sind sozusagen die grobstofflichen Körper, die hier auf der Erde inkarniert sind.

DIE PFLANZENDEVAS DAGEGEN SIND DIE FEINSTOFFLICHE ENERGIE ODER DIE PFLANZENSEELE DAHINTER.

Sie lassen unter anderem auch die Pflanzenarten wachsen und gedeihen. Den verschiedenen Planeten zugeordnet, wirken sie je nach Jahreszeit, Mondphase und Planetenkonstellation jede auf ihre Weise.
Dieses Wissen ist nicht neu. Naturvölker und Heiler verwenden es seit vielen Jahrhunderten und Jahrtausenden.

In der alternativen Medizin (z. B. Bachblüten) findet es ebenfalls Anwendung. Pflanzenkundige wie Hildegard von Bingen oder Maria Treben bezogen ebenfalls dieses Wissen in ihre Arbeit ein. Die heutige, auf das Rationale beschränkte Wissenschaft tut sich mit diesen Erkenntnissen jedoch sehr schwer.

Wenn man alte Überlieferungen liest, so sind der richtige Zeitpunkt des Erntens, die Mondphase und die Jahreszeit wichtige Einflüsse auf die Wirkung der Pflanzen.

Einige Beispiele:

- › Bei abnehmendem Mond ist die ausleitende Wirkung von Pflanzen auf unseren Körper besonders groß.
- › Heilende Informationen, die unser Körper aufnehmen sollte, sind bei Vollmond am ehesten zu beobachten.
- › Die Ernte der meisten Pflanzen ist bei Neumond günstiger (nicht bei Vollmond), da hier eine stärkere Wirkung in der Pflanze zu beobachten ist.
- › Die meisten Pflanzen sollten am frühen Morgen geerntet werden. Sie sind zu dieser Tageszeit noch unbelasteter und daher wirksamer.
- › Wenn jedoch die Energie der Sonne benötigt wird, ist es besser zu ernten, wenn sie kraftvoller ist, also höher steht.

Auch hier geht es mir in erster Linie um ein Verständnis für das Zusammenspiel von Natur, Mensch und Pflanze. Wie im Kleinen, so im Großen (Makrokosmos und Mikrokosmos), ist einer dieser Zusammenhänge.

PFLANZEN, BÄUME UND HEILUNG

-

Eine der bekanntesten Formen, die heilende Wirkung von Pflanzen zu nutzen, sind **Tees**. Je nach Pflanzenteil und Dauer des Verbleibs im heißen Wasser ergibt sich eine bestimmte heilende Wirkung auf den Menschen. Es können hier je nach Bedarf und Eignung Wurzel, Blüte oder Blätter verwendet werden.

Bei der Herstellung von **Pflanzenessenzen** werden bestimmte Pflanzenteile einige Wochen (4–6) in Alkohol angesetzt und meist in der Sonne belassen.

Ein Beispiel dafür ist das Einlegen von Schafgarbenblättern (nicht der Blüte) zur Heilung von Beschwerden bei Belastungen durch Elektrosmog. Die Blätter werden ebenso circa 4–6 Wochen in einem Glas mit Alkohol angesetzt und an einem sonnigen Platz deponiert. Anschließend können je nach Bedarf 3 Mal täglich 5–15 Tropfen davon eingenommen werden.

Verwendet man jedoch die Blüten der Schafgarbe in Form von Tees, so trägt dies zur Heilung von Unterleibsbeschwerden bei Frauen bei. Die gleiche Pflanze kann also durch Verwendung verschiedener Pflanzenteile und bestimmte Anwendungsmethoden für unterschiedliche Leiden hilfreich sein.

BEI DEN BÄUMEN GIBT ES EBENFALLS VIELE ANWENDUNGSGEBIETE. BLÄTTER, NADELN, RINDE UND BLÜTEN KOMMEN JE NACH BEDARF UND EIGNUNG ZUM EINSATZ.

Ein bekanntes Beispiel dafür ist etwa die Verwendung von Eichenrinde für Bäder bei Hämorrhoiden. Die Harze von Bäumen sind oft zur Herstellung von **Salben** oder Räucherstoffen geeignet.

Die Verwendung von getrockneten Pflanzen zum **Räuchern** ist eine weitere umfassende Thematik. Hier möchte ich nur kurz auf einige Möglichkeiten hinweisen.
Pflanzenteile werden dabei in getrocknetem Zustand, durch Erhitzen über Räucherkohle oder Kerzen, in Räuchergefäßen eingesetzt. Die Absicht, die beim Anwender hinter dem Räuchern steht, ist dabei sehr wichtig. Die verschiedenen Räucherrituale in den Raunächten sind uns am ehesten bekannt.

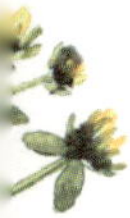

- **Heilende und reinigende Wirkungen** werden z. B. durch das Räuchern von *Beifuß* und *Salbei* erzielt. Hier ist vor allem die körperlich reinigende Wirkung gegeben.
- Die Räucherung von *Rainfarn* (gelbe Blüte) ist zum **Schließen einer löchrigen Aura für sich und Verstorbene** gut geeignet.
- *Wacholderräucherungen* wirken ebenso wie das Harz der Tanne und Fichte **stark reinigend**. (Es können auch die Nadeln geräuchert werden.)
- Die *Bartflechte* hilft zum Beispiel zur **Entwirrung von schwierigen Situationen.**
- **Beruhigend und harmonisierend** wirkt das *Johanneskraut*.
- *Eisenkraut* **löst Spannungen**.
- Die geräucherte *Engelwurz* **stärkt den Rücken von hinten**.

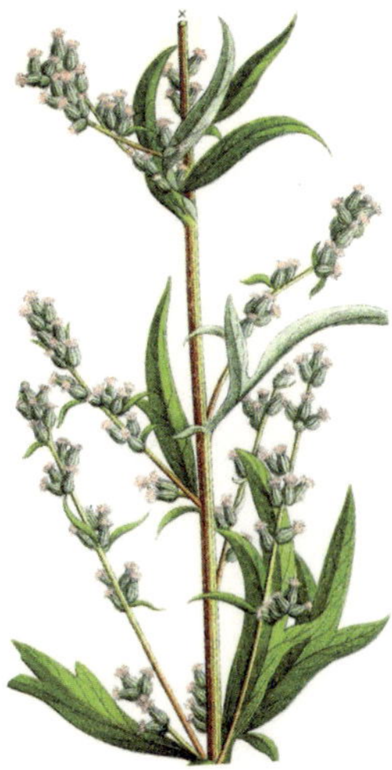

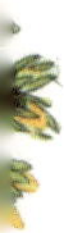

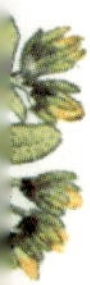

Dies sind nur einige von unzähligen Möglichkeiten und Anwendungen von Pflanzen und Bäumen zur Heilung.

STRAHLUNGSBELASTUNGEN

ODER VERANTWORTUNGSVOLLER UMGANG MIT HANDY UND MOBILEM INTERNET

Ein besonderes Anliegen, das ich in diesem Buch noch behandeln möchte, ist der heutzutage häufig vorzufindende sorglose Umgang mit Strahlungsquellen aller Art. Ich weiß, es gibt Hunderte Studien verschiedener Auftraggeber, die beweisen sollen, „dass alles unbedenklich und nicht nachweislich gesundheitsschädlich ist".

Ist man jedoch feinfühlig, nimmt man in diesem Zusammenhang Dinge wahr, bevor andere sie auch nur erahnen. Dies gilt insbesonders für Handy- und Funkstrahlungen.

ICH PERSÖNLICH SPÜRE SIE ALS EXTREM STARKE BELASTUNG, DIE MEIN KÖRPERSYSTEM MASSIV BEEINFLUSST.

Unsere Organe, unsere Zellen, unser Körper und unser gesamtes Energiesystem kommunizieren durch feinste energetische Impulse. **Solange diese Systeme ungestört funktionieren, geht es uns gut. Da wir aber ständig verschiedenen belastenden Stressfaktoren ausgesetzt sind, ist unser körperliches und feinstoffliches System ohnehin meistens an der Grenze der Belastbarkeit**. Kommt dann noch eine Dauerbelastung, wie etwa Strahlung dazu, so kann dies zu unangenehmen körperlichen und psychischen Erscheinungen führen.

Anhand eines selbst erlebten Beispiels möchte ich aufzeigen, wie wir durch diese Strahlungsquellen beeinflusst werden können.

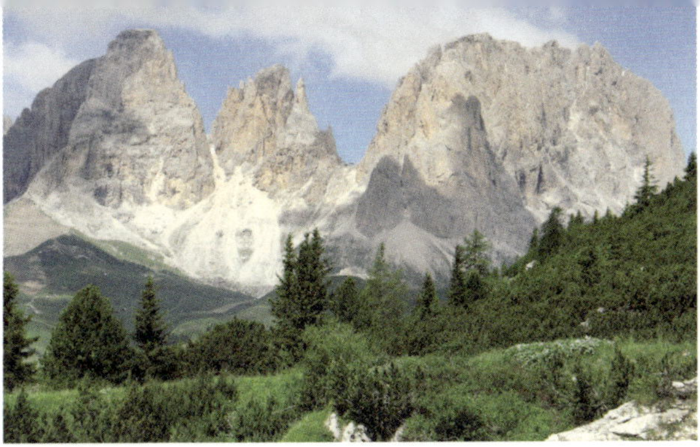

Im Sommer 2016 machte ich mit meiner Frau einen Erholungsurlaub in den Südtiroler Bergen, einem kleinen Gebirgstal auf circa 1500 m Höhe. Wir wählten die einsame Lage, da wir Erholung in der Natur, fernab des Tourismus suchten.
Zudem hatten wir ein sogenanntes Bio-Hotel ausgesucht. Die Zimmer waren in Vollholz eingerichtet. Wir kannten das Haus von einem früheren Aufenthalt, bei dem wir uns sehr wohl gefühlt hatten.

Gleich am ersten Tag unseres Aufenthaltes hatte ich mit extremen Schwindelgefühlen zu kämpfen, nachdem ich mich einige Zeit in unserem Hotelzimmer aufgehalten hatte. Am Anfang dachte ich, es seien persönliche Befindlichkeitsstörungen. Als wir jedoch beide energielos wurden und uns unwohl fühlten, ging ich der Sache auf den Grund.
Wie gesagt, wir glaubten, das Haus zu kennen. Es schien uns in seiner herrlichen Lage für Erholung bestens geeignet.

DOCH MEINE BEEINTRÄCHTIGUNG ERKANNTE ICH ALS MASSIVE STRAHLUNGSENERGIE IN MEINEM KOPFBEREICH.

Sie fühlte sich für mich an wie undefinierbare Fäden, die sich auf meinem Kopf festsetzten. Wenn ich versuchte, sie im Zimmer mit Übungen loszuwerden, kamen sie kurz darauf sofort wieder. Die Umgebungsenergie war jedoch klar und rein.

Wie sich später herausstellte, waren auch hier der Fortschritt und die Technik eingezogen. Der Hotelbesitzer hatte im Zuge von Renovierungsarbeiten alle Zimmer des Hotels mit mobilem Internet und Internetzugang für Handys ausgestattet. Man konnte an jedem Ort des Hotels in das System einsteigen.
Ich bin zwar kein Techniker, aber ich vermute, damit der Empfang in diesem entlegenen Tal einwandfrei funktionierte, dürfte die Sendeanlage im Haus dementsprechend stark angelegt worden sein.
So wurde aus einer Wohlfühloase ein elektrosmogbelasteter Ort. Ich leitete diese belastenden Energien dann in der freien Natur im Wald aus, um mein Körpersystem zu stabilisieren und wieder in meine Kraft zu kommen.

IN SOLCHEN FÄLLEN IST ES BESONDERS WICHTIG, DIE REINEN ENERGIEN DER NATUR UND DES WALDES ZU NUTZEN, DAMIT WIR WIEDER IN UNSER GLEICHGEWICHT KOMMEN.

Meiner Erfahrung nach fühlen uns nicht nur wir Menschen unwohl, wenn wir solchen Strahlungen zu lange und zu intensiv ausgesetzt sind. **Auch Bäume und Pflanzen reagieren sehr sensibel, jedoch unterschiedlich auf diese Belastungen.**

So gibt es etwa seit längerer Zeit das sogenannte **„Kiefernsterben“**. Speziell an älteren Weißkiefern ist es zu beobachten. Meiner Meinung nach reagiert diese Baumart besonders empfindlich auf solche Strahlungseinflüsse.

Als ich zufällig eine amerikanische Studie, die sich genau mit diesem Phänomen beschäftigte, las, wurde meine Vermutung bestätigt. Sie besagte, dass **Kiefern, die in der Nähe von Handymasten und ähnlichen Strahlungsquellen wachsen, deutlich stärker geschädigt** sind bzw. häufiger absterben als Artgenossen, die nicht in einer solchen belastenden Umgebung stehen.
Leider habe ich mir diesen Zeitungsartikel nicht aufgehoben, daher ist mir die Quelle dieser Studie nicht mehr bekannt.
Studien sind jedoch meistens mit Vorsicht zu genießen, da das Ergebnis sehr oft auch mit dem Auftraggeber, der dahintersteht, zusammenhängt. In diesem Fall war jedoch meine Wahrnehmung keiner Lobby unterworfen.
Wie schon erwähnt, bietet uns Menschen Mutter Natur auch bei solchen Gegebenheiten eine Heilpflanze:

DIE ESSENZ DER BLÄTTER DER SCHAFGARBE, KANN BEI STARKER BELASTUNG DURCH ELEKTROSMOG HELFEN.

Auch der Aufenthalt im Wald sowie das Ausleiten dieser schädlichen Energien über Bäume oder klares Wasser sind sehr zu empfehlen. Es wäre uns gut geraten, wenn wir eine größtmögliche Auszeit von diesen Elektrosmog erzeugenden Geräten nehmen würden. Die Welt dreht sich trotzdem weiter und wir leben gesünder.

EIN LETZTER TIPP:

Verbringe einmal jene Zeit in der Natur, die du sonst hinter deinen Geräten und im Internet verweilst!

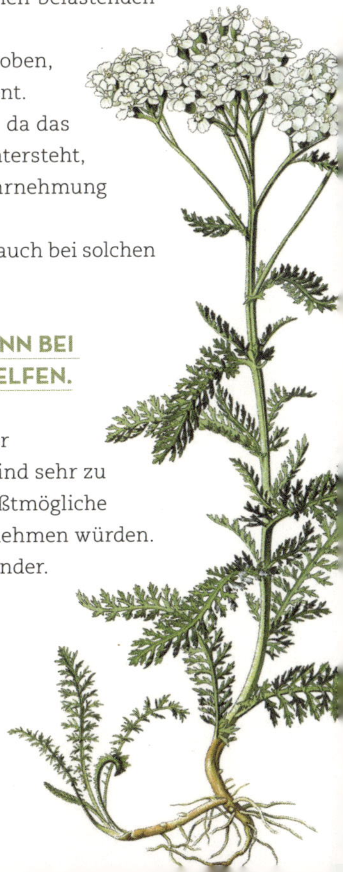

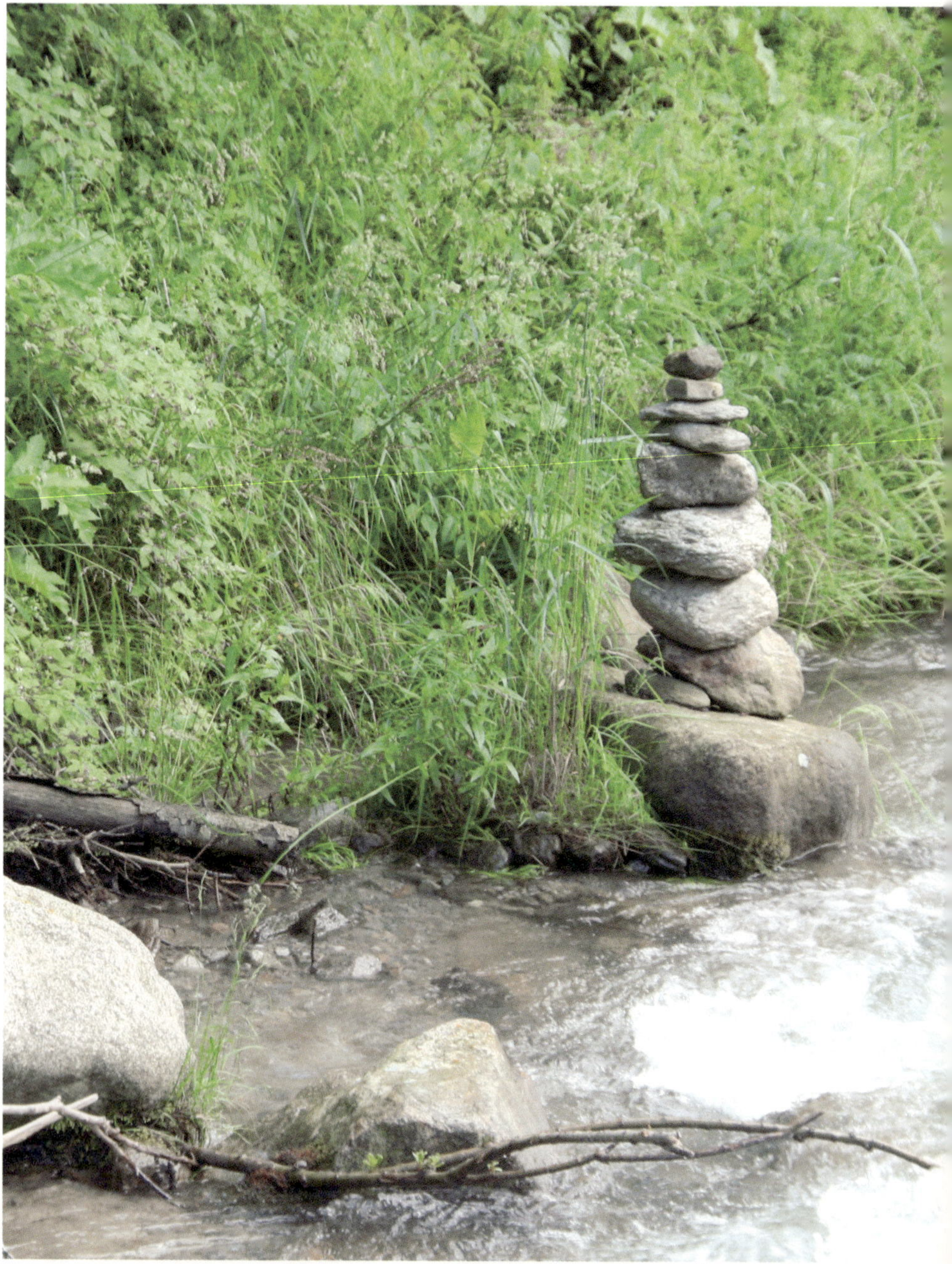

WASSER – ELEMENT DES LEBENS FÜR DEN WALD, FÜR PFLANZEN UND BÄUME, FÜR MENSCH UND TIER

-

KLARHEIT, REINIGUNG UND LOSLASSEN SOWIE NEUE LEBENSENERGIE VERBINDEN UNS MIT DEM ELEMENT WASSER.

Bäche, Flüsse und sonstige Gewässer im Bereich des Waldes sind besonders gut geeignet für Reinigungsrituale bzw. das Loslassen von alten und negativen Energien und Gewohnheiten.
Der Uferbereich, Übergang zwischen Land und Wasser, ist ein mystischer Platz, der sehr gut für Rituale der Reinigung geeignet ist.

› Übergib mit der Bitte um Befreiung von allem Negativen diese Energien dem Wasser.

› Verbinde dich mit dem Geist des Wassers und lasse all deine Verspannungen aus deinem Körper, deinen Händen, deinem Kopf in das Wasser fließen. Lass es fließen, bis du das Gefühl hast, frei davon zu sein.

› Bedanke dich anschließend bei dem Element Wasser.

Speziell an Wasserfällen oder Wildbächen, also dort, wo du stärkere Energien verspürst, kannst du dich mit dieser vitalisierenden Kraft des Wassers verbinden und sie in dich aufnehmen. Spüre die Lebensenergie. Atme sie ein. Nimm sie auf. **Wasser ist Leben, Wasser ist vitale Energie.**

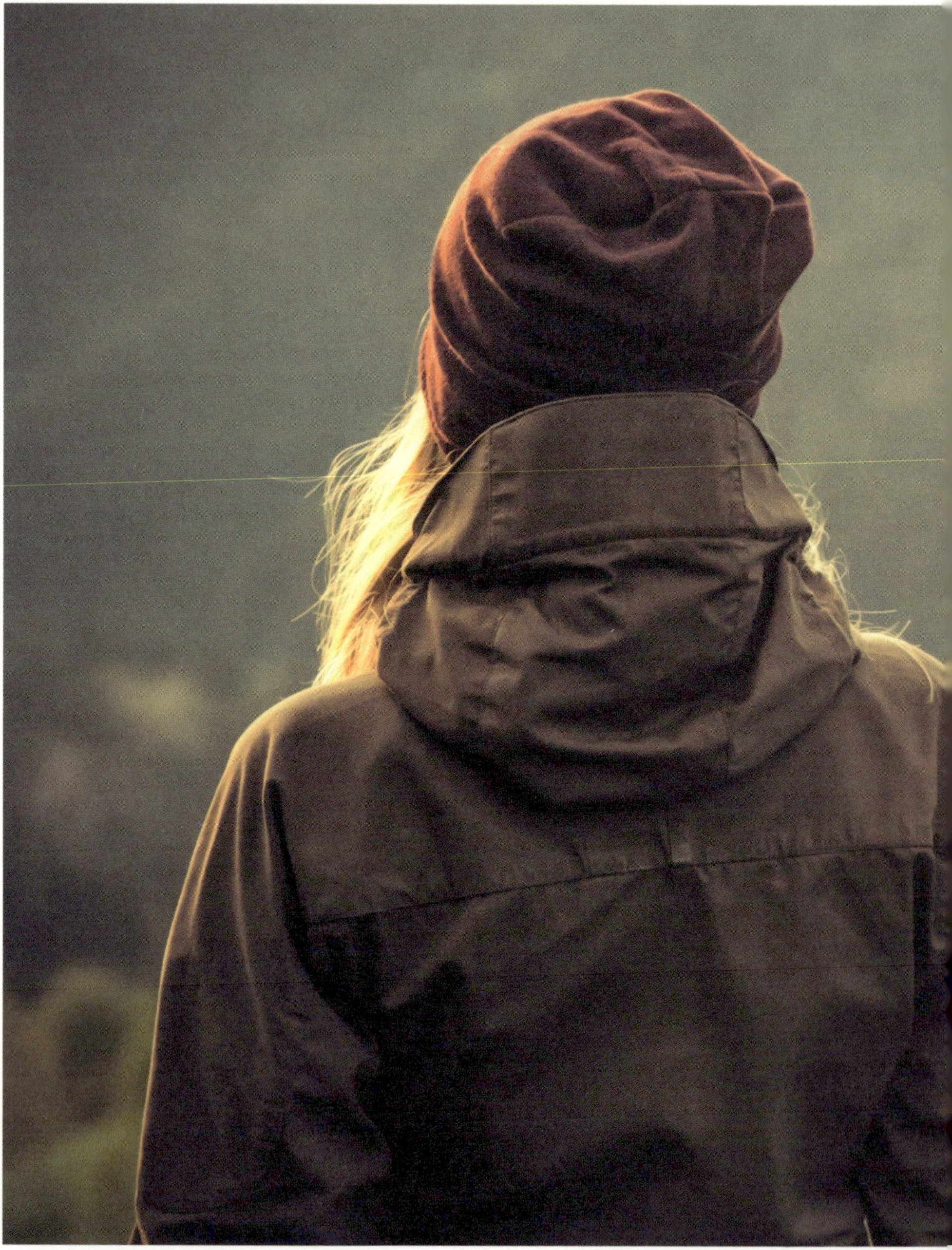

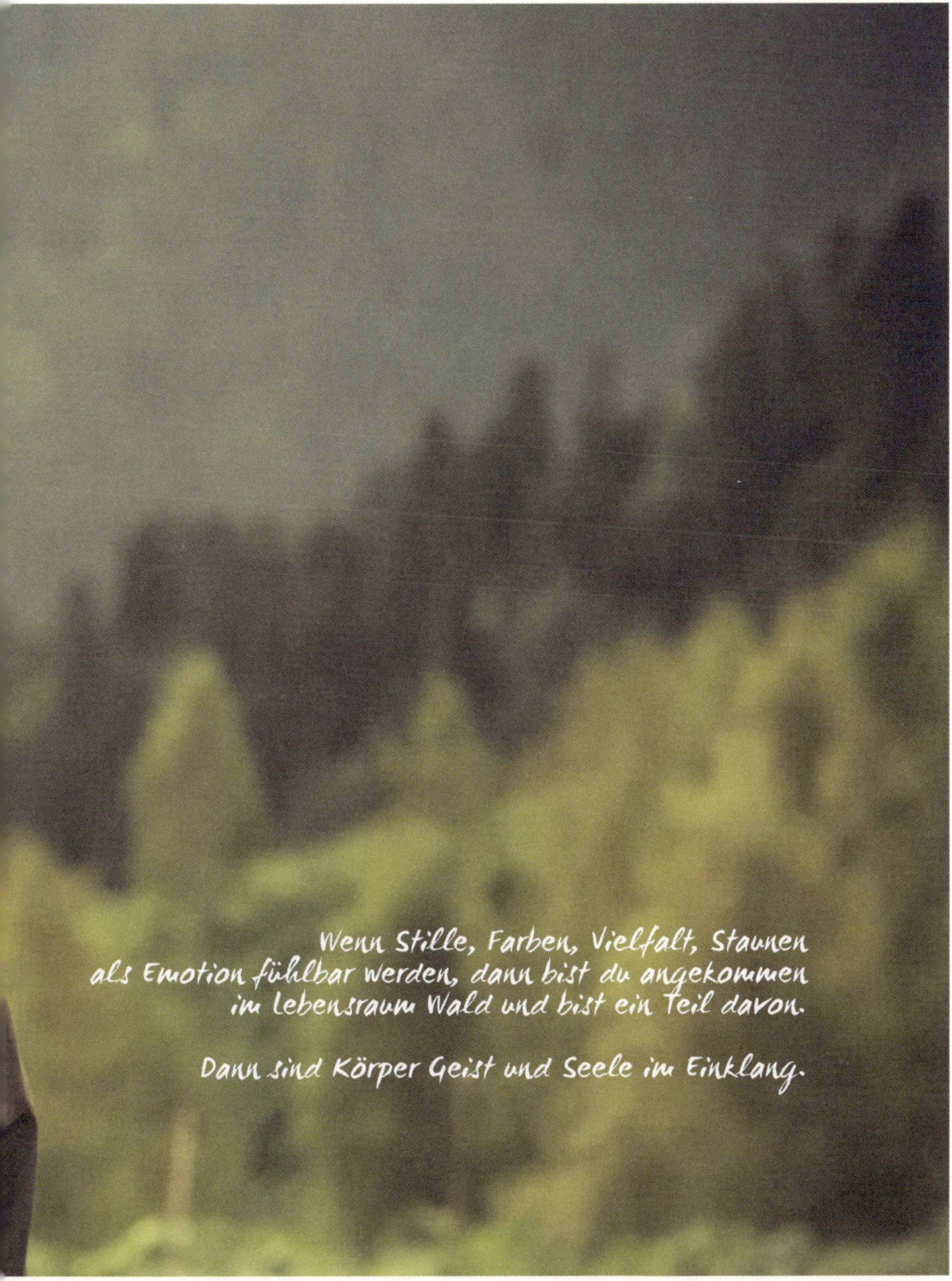
Wenn Stille, Farben, Vielfalt, Staunen
als Emotion fühlbar werden, dann bist du angekommen
im Lebensraum Wald und bist ein Teil davon.
Dann sind Körper Geist und Seele im Einklang.

WAS KÖNNEN WIR FÜR DEN WALD TUN?

-

Bei gesunden Pflanzen und Bäumen sowie einem gut funktionierenden Ökosystem Wald, das für uns Menschen so wichtig ist, handelt es sich um keine Selbstverständlichkeit.
In Ländern, wo der Mensch den Wald großflächig durch Brandrodung, Industrialisierung oder durch extensive Nutzung vernichtet oder schädigt, bemerkt er erst langsam, dass er auch sich selbst dadurch schweren Schaden zufügt. **Wir sind jedoch nicht machtlos!**

Es geht auch nicht darum, das Fällen von einzelnen Bäumen zu verhindern. Der Mensch nutzt ja seit Jahrtausenden das Holz der Bäume.

WICHTIG IST VOR ALLEM, WIEDER IM EINKLANG MIT DER NATUR ZU LEBEN, AUS IHR ZU LERNEN UND SIE WERTZUSCHÄTZEN.

Das Wort „Nachhaltigkeit", das ursprünglich aus der Forstwirtschaft kommt, sollte weltweit wieder berücksichtigt werden, um eine gesunde Basis für die nächsten Generationen zu schaffen. Wir sind auf Mutter Erde sozusagen zu Besuch. **Die Natur wurde uns anvertraut, um achtsam damit umzugehen.**

Jeder Einzelne ist in seinem Lebensbereich dafür verantwortlich und kann somit seinen eigenen Anteil leisten.
Es genügt nicht, mit dem Finger auf andere zu zeigen. Dreh den Finger um und frage dich: *„Was trage ich dazu bei?" „Was kann ich ändern?"*
Dann wird unser Lebensraum zum kleinen Paradies.
Was können wir als Einzelne aber jetzt konkret für den Wald tun?
Die Lösung beginnt schon bei unserem Konsumverhalten. Nehmen

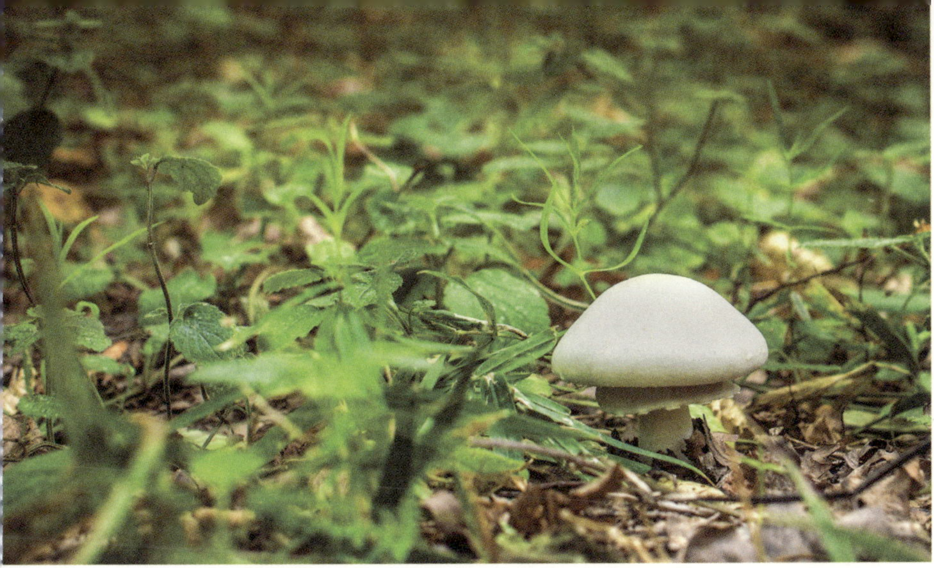

Pilz, einer der wichtigsten Mitbewohner im Lebenszyklus des Waldes. Das Ende des Kreislaufes ist für andere Pflanzen und Pilze erst die Basis und der Beginn des Lebens.

wir nur die riesigen Mengen an Papier, das in Verpackungsmaterial, Werbemitteln, Taschen und ähnlichen Produkten steckt, die wir durchaus reduzieren könnten. Man müsste nur im täglichen Gebrauch etwas überlegter damit umgehen, wie z. B. nicht alles annehmen. Denn die Wirtschaft muss sich am Handeln des Konsumenten orientieren. Dies wäre ein erster richtiger Schritt.

Es sollten auch im Bereich der Nahrungsmittel heimische Produkte aus nachhaltiger und biologischer Herkunft bevorzugt werden. Der kritische, bewusste Konsument, der bereit ist, diese Produkte wertzuschätzen und anderen vorzuziehen, trägt hier entscheidend zu einer positiven Entwicklung bei.
Es gibt sogar Firmen, die bei der Holzverarbeitung auf positive Begleitumstände achten und den richtigen Zeitpunkt der Holzschläge-

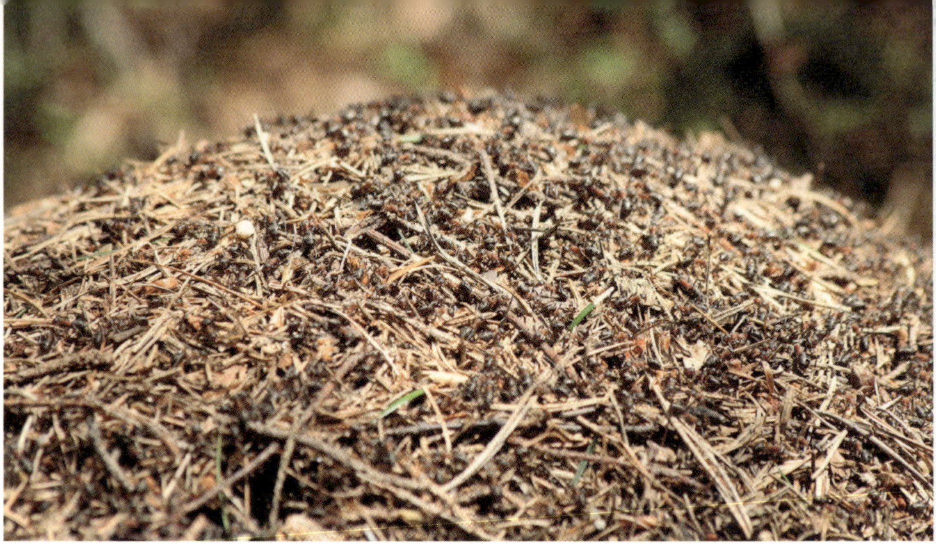

Ameisen, stille Mitbewohner des Waldes.

rung berücksichtigen. Gerade kleinere, innovative Firmen in unserer Heimat sollte man bei solchen Aktivitäten mit seinem Konsumverhalten unterstützen.

Zielführend wäre es auch, sich manchmal die Frage zu stellen:
„Benötige ich das wirklich alles, was mir die Werbung und die Gesellschaft einzureden versucht?"
Ein gesunder Konsumverzicht wäre in vielen Fällen sehr heilsam für uns und Mutter Natur.

Die Wertschätzung ist eine der wichtigsten Voraussetzungen, um Pflanzen und Bäumen zu helfen. Wenn du regelmäßig deine Übungen im Wald machst, bring deine Liebe, deine Herzensenergie zu den Pflanzen und Bäumen. Du wirst beobachten, wie sich mit der Zeit die Vitalität des Waldortes zum Positiven ändert.

HEILUNG EINES WALDORTES

Als ich vor einiger Zeit einen weiteren Heilplatz errichten wollte, beobachtete ich an dem ausgewählten Ort, dass sich die Nadeln sämtlicher Kiefern rot zu färben begannen. Es hatte den Anschein, als würden die Bäume hier an einer Krankheit leiden und bald absterben.
Auch als sich meine Frau in diesen Ort hineinfühlte, ging es ihr nicht gut dabei.
Es handelte sich hier um einen Platz, so spürte ich, an dem sich sehr viele erdgebundene Seelen befanden. Hier dürfte eine alte Grube aus der Pestzeit oder mit an einer ähnlichen seuchenhaften Krankheit Verstorbenen gewesen sein.

DA DIESES WALDSTÜCK NACH UNSERER EMPFINDUNG ALSO STARK BELASTET WAR, ERSUCHTEN WIR EINIGE BEFREUNDETE SCHAMANEN, GEMEINSAM MIT MEINER FRAU UND MIR EIN HEILENDES RITUAL FÜR DIESEN PLATZ UND DIE SEELEN DES ORTES DURCHZUFÜHREN.

Wir baten zuerst die Naturwesen und Pflanzengeister um Erlaubnis, die Zeremonie abhalten zu dürfen. Die Energie, die sich im Rahmen dieser Zeremonie breitmachte, war extrem stark spürbar.
Es konnten über dieses Ritual viele erdgebundene Seelen befreit werden und in das Licht aufsteigen. Das Ergebnis dieser Arbeit war wunderschön. Die Energie des Platzes hatte sich gewandelt und war nun lichtvoll und angenehm. Das Besondere war jedoch, dass sich innerhalb weniger Tage keine einzige Kiefer mehr mit roten Nadeln an diesem Ort befand. Alle Bäume erstrahlten in vitalem Grün. Wenn ich es selbst nicht gesehen hätte, würde ich es nicht für möglich halten.

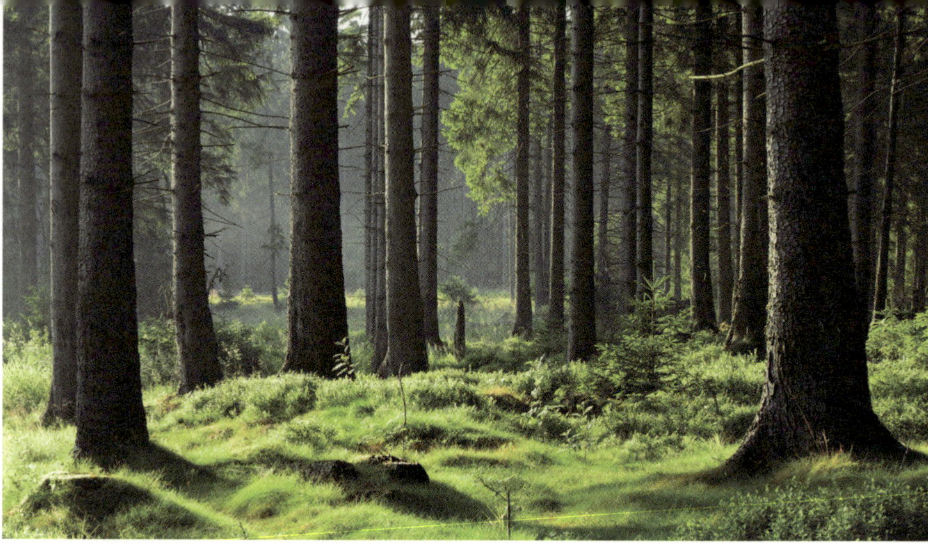

Bäume sind Lebensraum vieler Pflanzen und Tiere.

SEIT DIESEM ZEITPUNKT DIENT DIESER PLATZ ALS HEILPLATZ UND FÜR MEDITATIONSZWECKE.

Wie man sieht, gibt es also auch die Möglichkeit, heilende Rituale für bestimmte Plätze abzuhalten. Solche Rituale sollten jedoch nur unter wirklich fachkundiger Begleitung eines erfahrenen Schamanen durchgeführt werden. Sie sind nicht einfach zur Nachahmung empfohlen. Doch ist dadurch offensichtlich, dass mit Hilfe der geistigen Welt auch heilend auf Mutter Erde und die Natur eingewirkt werden kann.

Du selbst kannst mit deiner Person ebenso heilend und hilfreich die Gesundheit von Orten und Plätzen fördern:

Auf Plätzen im Wald, die von Menschen stark geschädigt wurden und bei denen du den Eindruck hast, die Vegetation bleibt aus, kannst du mit heilenden Bergkristallen arbeiten.

- › Vergrabe vier Bergkristalle in den vier Himmelsrichtungen.

- › Bitte dabei Mutter Erde, die Natur, die Pflanzengeister sowie deine geistige Führung um Hilfe. Bitte, dass dieser Ort, dieser Wald wieder geheilt werde.
  Bitte auch (aus dem Schamanischen) die Engel der vier Winde, des Ostens, des Nordens, des Südens und des Westens um Hilfe und Heilung für diesen Ort.

- › Verbinde dich mit diesem Ort und schenke die Liebe aus deinem Herzen den Pflanzen und Naturwesen sowie Mutter Erde. *„In Dankbarkeit, dass Heilung geschehe!“*
  Die Energie der Bergkristalle wird dabei helfen, diesen Ort zu heilen.

- › Wiederhole die Bitte an den folgenden Tagen, wenn du diesen Ort wieder besuchst, bis du das Gefühl hast, es tritt eine positive Änderung ein. Die Bitte sollte aus reinem Herzen und nicht aus dem Kopf kommen. Nur dann ist sie wirksam.

- › Wenn neue Pflanzen wachsen und die Energie sich gewandelt hat, bedanke dich für die Hilfe.

Nicht nur im Wald, auch in deinem eigenen Garten kannst du auf diese Art hilfreich auf das Pflanzenwachstum und die vorherrschende Energie einwirken.

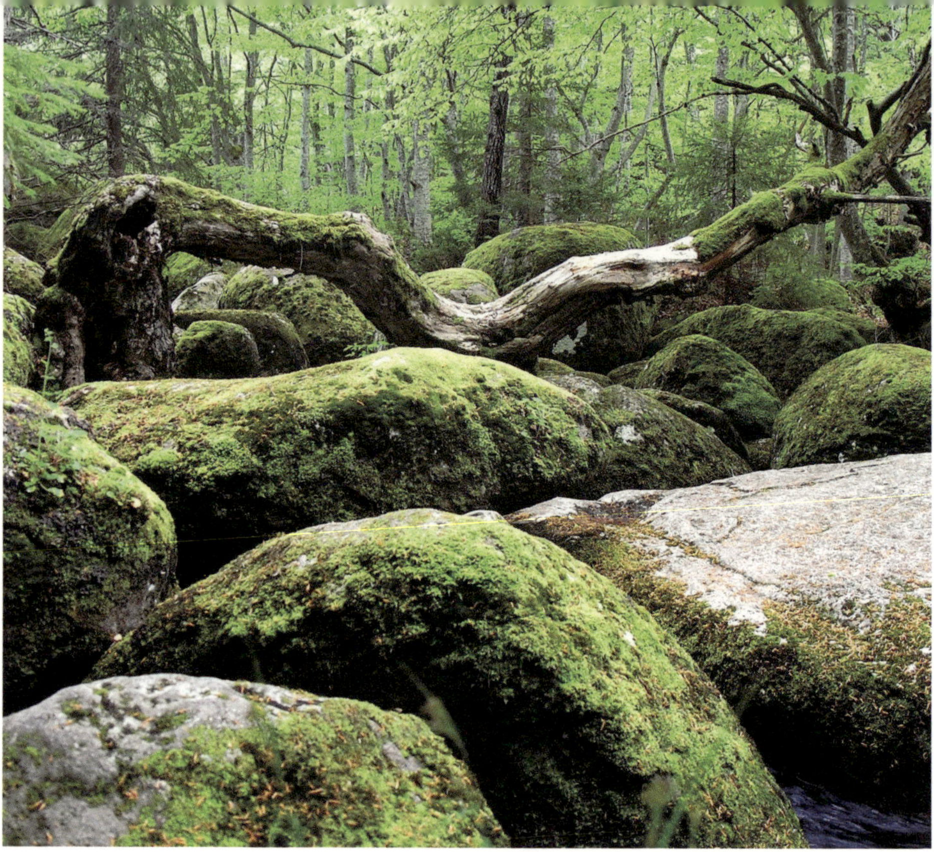

Lebensraum Wasser, Steine, Moose
Auch hier bleibt die Vitalität des Leben spürbar.

Meditiere bei deinen Pflanzen und Bäumen. Schenke ihnen Aufmerksamkeit und liebevolle Zuwendung. Sprich mit ihnen über dein Herz und deine Gefühle. Du wirst sehen, das positive Ergebnis lässt nicht lange auf sich warten. Deine Worte müssen jedoch – wie schon gesagt – aus dem Herzen und nicht aus dem Verstand kommen. Pflanzen und Bäume fühlen den Unterschied.

Die schönsten Gärten, Wälder und Naturlandschaften sind jene, wo entweder Mutter Natur noch unbelastet ist oder wo liebevolle Menschen mit der Natur arbeiten. Man sieht es und spürt es.
Ein Leitsatz in diesen Fällen heißt:

„DER BESTE BODEN FÜR PFLANZEN IST JENER, DER MIT LIEBE UND WERTSCHÄTZUNG VORBEREITET UND BEGLEITET WIRD!"

Falls du selbst Waldbesitzer bist, spüre in dich hinein, an welchen Plätzen deines Waldes du dich am wohlsten fühlst und wo weniger. Auf ruhigen, sonnigen Plätzen, wo Artenvielfalt herrscht, ist das Ökosystem meist noch in Ordnung.

Fichtenmonokulturen haben sich in unserer Zeit zu Problemzonen entwickelt. Der Klimawandel wird dieses Waldbild in den nächsten Jahren sehr stark ändern. Eine Artenvielfalt aus Tanne und verschiedenen Laubhölzern, wie Eiche und Buche, die dem natürlichen Standort und dem Klimawandel angepasst sind, wird notwendig und die Fichtenmonokulturen verdrängen. Dieser Baum wird also zunehmend aus unserem Waldbild verschwinden. Es ist die Anpassung des Waldes an die sich ändernden klimatischen Verhältnissen. Man nennt es Evolution.

Noch besser wäre es, wenn die natürliche Verjüngung des Waldes gefördert wird. **Bodenschonende Verfahren, Ruhezonen für die Tier- und Pflanzenwelt, die Liebe zum Wald und gelebter Naturschutz sind erfolgversprechende Faktoren für einen gesunden Wald.**

Wenn du auch noch die Pflanzengeister und Naturwesen dazu einlädst und sie bittest, hier zu leben und hilfreich mitzuwirken, dann steht dem Erfolg nichts mehr im Wege.

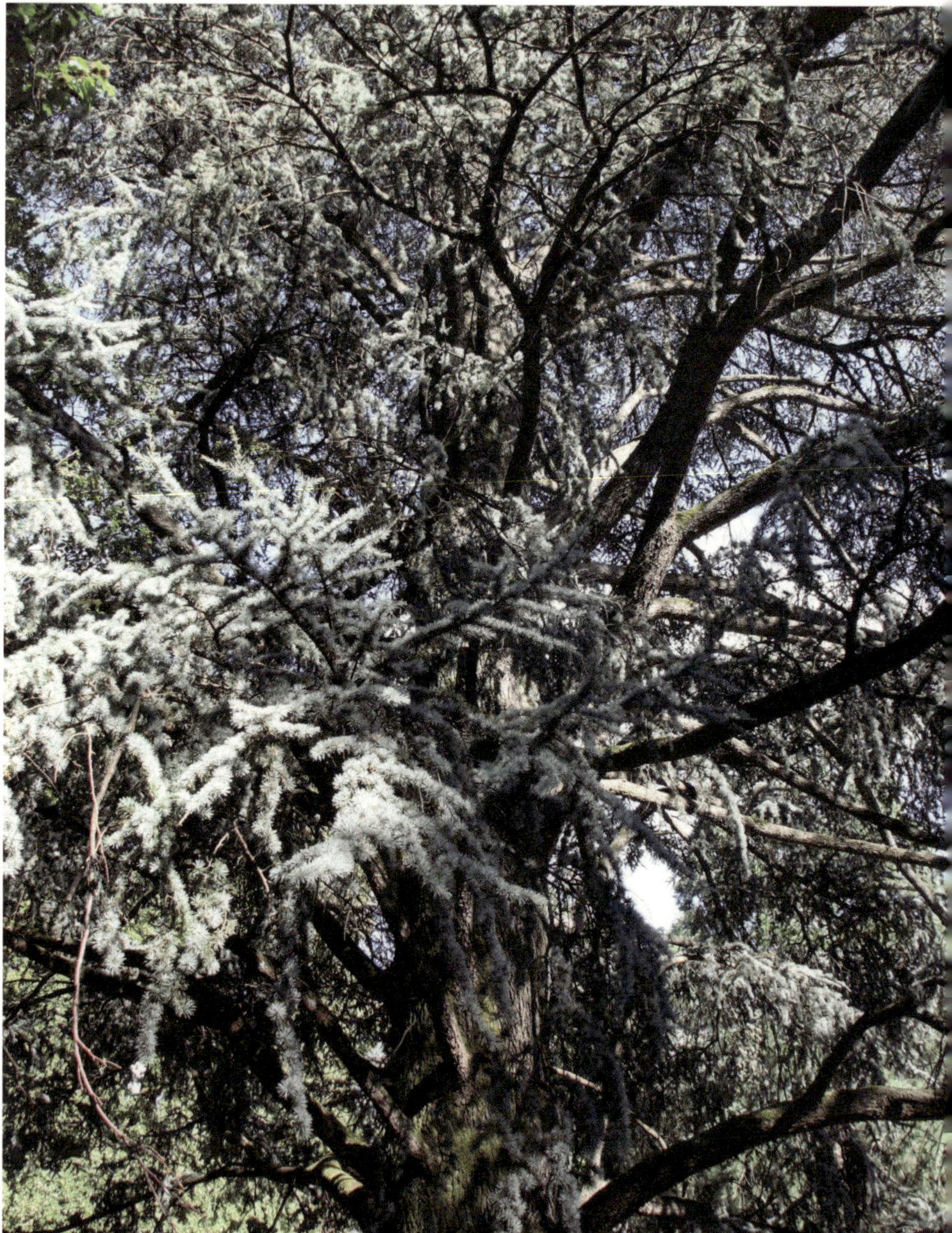

WAS ICH NOCH ZU SAGEN HÄTTE

-

Wir haben nun über verschiedene Möglichkeiten, wie man Heilung durch Bäume, Pflanzen und den Wald erfährt, gesprochen.

Suche dir für die verschiedenen Informationen des Waldes jene Zugänge aus, die sich für dich am besten anfühlen. Auch wenn dein Verstand am Anfang seine Zweifel anmeldet, höre auf dein Gefühl, deine innere Stimme und gehe Schritt für Schritt deinen persönlichen Weg der Heilung. Der Wald und die Bäume begleiten und unterstützen dich dabei.

Ich wünsche dir viele heilsame Erfahrungen auf deinem Weg durch die Bäume und durch den Wald. Es ist wirklich ein Ort, wo Körper, Geist und Seele vereint sind. Hier fühlst du dich zu Hause.

„Atme, lächle und fühle deine Präsenz!"

-

IN DANKBARKEIT, DASS HEILUNG GESCHEHE

-

Ich möchte mich hiermit bei allen, die mich bisher auf meinem Lebensweg begleitet und somit bewusst oder unbewusst zu meinen zahlreichen Erfahrungen und Lerneinheiten beigetragen haben, bedanken.
Neben zahlreichen spirituellen Menschen, Lehrern und Schamanen, waren es immer wieder das Leben selbst und Mutter Natur, von denen ich meine wichtigsten Lerneinheiten bekam.

Eine Person möchte ich jedoch extra erwähnen, meine Frau, die mit mir gemeinsam dieses Abenteuer Leben und die vielen Erfahrungen teilt. Es gehören eine große Portion Mut und ein großes Herz dazu, sich dem Leben mit all seinen Facetten zu stellen.

-

ÜBER DEN AUTOR

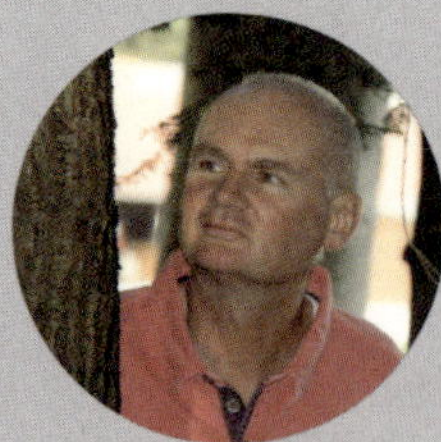

Als Förster mit 35 Jahren Berufspraxis arbeitet Werner Buchberger in den Wäldern des Innviertels, wo sich auch der größte zusammenhängende Wald Mitteleuropas befindet. Durch verschiedene Ereignisse im persönlichen Umfeld begann er, sich mit alternativen Heilmethoden zu beschäftigen.
Den Zugang zur feinstofflichen Wahrnehmung durfte er im Laufe der letzten 10 Jahre intensiv erfahren. Sein spezieller Bezug zu Bäumen, seine langjährige Erfahrung in der Arbeit mit Menschen sowie sein Zugang zur „Seele des Waldes" ließen dieses Buch entstehen.